DOR nas COSTAS

conexão corpo e mente

O livro é a porta que se abre para a realização do homem.

Jair Lot Vieira

DR. JOHN E. SARNO

DOR nas COSTAS
conexão corpo e mente

DESCUBRA A VERDADEIRA ORIGEM DA SUA DOR E COMO CURÁ-LA

Prefácio
ELOÍSA APARECIDA NELLI
Fisioterapeuta graduada pela Pontifícia Universidade Católica de Campinas (PUC-Campinas), professora doutora em Ciências da Reabilitação pelo Hospital de Anomalias Craniofaciais da Universidade de São Paulo de Bauru (USP-Bauru) e mestra em Ciências da Saúde pela Escola Paulista de Medicina

PAULO SÉRGIO DA SILVA SANTOS
Doutor pela Universidade de São Paulo, coordenador científico do Centro de Pesquisas Clínicas da Faculdade de Odontologia de Bauru da Universidade de São Paulo (FOB-USP) e professor associado do Departamento de Cirurgia, Estomatologia, Patologia e Radiologia da Faculdade de Odontologia de Bauru da Universidade de São Paulo (FOB-USP)

Tradução
CARLA BITELLI

Cienbook

Copyright da tradução e desta edição © 2019 by Edipro Edições Profissionais Ltda.
Copyright © 1991 by John E. Sarno, M.D.
Preface copyright © 2016 by John E. Sarno

Todos os direitos reservados. Nenhuma parte deste livro poderá ser reproduzida ou transmitida de qualquer forma ou por quaisquer meios, eletrônicos ou mecânicos, incluindo fotocópia, gravação ou qualquer sistema de armazenamento e recuperação de informações, sem permissão por escrito do editor.

Grafia conforme o novo Acordo Ortográfico da Língua Portuguesa.

1ª edição, 2019.

Editores: Jair Lot Vieira e Maíra Lot Vieira Micales
Coordenação editorial: Fernanda Godoy Tarcinalli
Produção editorial: Carla Bitelli
Edição de texto: Marta Almeida de Sá
Assistente editorial: Thiago Santos
Preparação de texto: Cátia de Almeida
Revisão: Thiago de Christo
Diagramação: Balão Editorial
Composição de índice remissivo: Karina Tenório
Capa: Marcela Badolatto

Dados Internacionais de Catalogação na Publicação (CIP)
(Câmara Brasileira do Livro, SP, Brasil)

Sarno, John E., 1923-2017.
    Dor nas costas: conexão corpo e mente / John E. Sarno; tradução de Carla Bitelli ; prefácio de Eloísa Aparecida Nelli; Paulo Sérgio da Silva Santos. — São Paulo: Cienbook, 2019.

    Título original: *Healing Back Pain*.
    ISBN 978-85-68224-13-7 (impresso)
    ISBN 978-85-68224-14-4 (e-pub)

    1. Aspectos psicológicos 2. Dores nas costas 3. Mente e corpo I. Bitelli, Carla. II. Nelli, Eloísa Aparecida. III. Santos, Paulo Sérgio da Silva. IV. Título.

19-29704   CDD-617.564

Índice para catálogo sistemático:
1. Dores nas costas : Medicina : Obras de divulgação   617.564

Iolanda Rodrigues Biode - Bibliotecária - CRB-8/10014

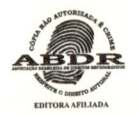

São Paulo: (11) 3107-4788 • Bauru: (14) 3234-4121
www.cienbook.com.br • edipro@edipro.com.br
@editoraedipro   @editoraedipro

AOS PACIENTES COM SÍNDROME DE TENSÃO MIONEURAL, O DOUTOR SARNO

RECOMENDA:
- Retomar atividades físicas. Elas não vão fazer mal a você.
- Conversar com seu cérebro. Diga que não vai mais tolerar a situação.
- Interromper qualquer fisioterapia para as costas. Talvez isso esteja impedindo sua recuperação.

NÃO RECOMENDA:
- Reprimir raiva ou emoções. Isso pode causar dor nas costas.
- Pensar que está ferido. Condicionamento psicológico contribui com o prolongamento da dor nas costas.
- Deixar-se intimidar pela dor nas costas. Você tem o poder de superá-la.

CURANDO A DOR NAS COSTAS
- Com base em histórias verídicas de seus pacientes, o doutor John Sarno demonstra como a tensão e as emoções represadas — em especial, a raiva — provocam dor crônica nas costas e mostra como a consciência e a compreensão são os primeiros passos para fazer algo a respeito disso.

SUMÁRIO

Prefácio da edição brasileira **9**

Prefácio do autor **11**

Introdução **17**

1. Manifestações da síndrome de tensão mioneural **23**

2. Psicologia da TMS **47**

3. Fisiologia da TMS **73**

4. Tratamento da TMS **82**

5. Diagnósticos tradicionais (convencionais) **106**

6. Tratamentos tradicionais (convencionais) **126**

7. Corpo e mente **136**

Apêndice — Cartas de pacientes **171**

Índice remissivo **184**

PREFÁCIO DA EDIÇÃO BRASILEIRA

Atualmente, a qualidade de vida tem sido o principal objetivo da medicina no tratamento de doenças, e essa busca por melhor qualidade de vida se baseia em três princípios que devem estar em perfeito equilíbrio: mente, corpo e espírito. A dor é uma condição que compromete esse equilíbrio, muitas vezes, impedindo ou limitando as atividades diárias, os relacionamentos, o desempenho profissional e até mesmo o lazer.

A dor é estudada há milênios, e métodos de tratamento cada vez mais eficazes têm sido descobertos. No entanto, ainda não foi elucidada a magia do cérebro humano, ou seja, os sistemas que ajudem a compreender as emoções e o que causa tanta desarmonia no corpo humano, desencadeando inúmeras dores. A dor sempre foi um mistério diante do qual todos os grandes sonhos se perdem e dão lugar à incapacitação. Os números são preocupantes; estatísticas mostram que 80% da população americana tem histórico de dor e incapacitação, e a dor é uma das maiores causas do absenteísmo profissional.

O doutor John E. Sarno se preocupou com o histórico de dor dos pacientes que apresentavam tensão, enxaqueca, azia, hérnia de hiato, úlcera de estômago, colite, cólon espático, síndrome do intestino irritável, febre do feno, asma, eczema e uma variedade de outros distúrbios, todos fortemente suspeitos de estarem relacionados com a tensão. Parece lógico concluir que a condição muscular dolorosa também pode ser induzida por tensão. Se fatores emocionais podem ser responsáveis por dores, deve-se procurar uma terapêutica adequada, daí a importância de ensinar o indivíduo a reconhecer sua dor e entender seu diagnóstico. Os principais componentes da dor podem ser psicológicos, sociais, emocionais e espirituais — e tais componentes englobam a experiência completa da dor e são muito bem descritos neste livro. O autor conclui que as tensões, as emoções reprimidas, a raiva e a baixa autoestima podem provocar as inúmeras dores, bem como as famosas "dores nas costas", e reconhecê-las pode ser o caminho da cura.

Nesse contexto, a síndrome de tensão mioneural (em inglês, *Tension Myositis Syndrome* — TMS) acomete pescoço, ombros, costas e quadril. Muitas vezes, é subdiagnosticada e, consequentemente, não tratada de modo adequado. Nessa condição, é comum a persistência da dor.

Este livro se propõe a abordar o diagnóstico e o tratamento da TMS em seus múltiplos aspectos por meio de uma visão multidisciplinar, levando o leitor a compreender suas dores e a identificar as possibilidades de tratamento. Auxilia ainda os profissionais da saúde que tratam das dores a fazer o diagnóstico correto e utilizar estratégias terapêuticas adequadas. O equilíbrio entre o corpo e a mente faz com que o tratamento da TMS multidisciplinar alcance maior sucesso em relação aos tratamentos convencionais.

Seja qual for sua crença, somada a sua cultura, tudo pode ser mudado quando se escolhem novos caminhos sem medo. Nesta obra, cuidadosamente escrita, o autor fornece informações para que você compreenda os caminhos e encontre ajuda para o tratamento e o alívio das dores, buscando recuperar ou melhorar a qualidade de vida com TMS. Também deixa evidente que esse distúrbio orgânico tem relação íntima com o estado emocional ou comportamental, consciente ou inconsciente.

Eloísa Aparecida Nelli
Paulo Sérgio da Silva Santos

PREFÁCIO DO AUTOR

Estou muito contente pelo fato de minha editora americana estar relançando *Dor nas costas: conexão corpo e mente*, pois isso me dá a oportunidade de oferecer a novos leitores o contexto histórico e clínico com base no qual o livro foi publicado originalmente, em 1991.

Nos idos de 1965, especialista em medicina física e reabilitação e diretor de serviços ambulatoriais do The Rusk Institute of Rehabilitation Medicine, em Nova York (Estados Unidos), cuidei de um número acima da média de pacientes com síndromes dolorosas, em sua maioria com dor nas costas. Tratar a dor nas costas era, para mim, frustrante e desanimador, pois nunca conseguia antever o resultado. Como médico entusiasta por diagnóstico e tratamento precisos, com o passar dos anos fiquei mais e mais incomodado com o fato de que frequentemente o padrão da dor de um paciente e as descobertas no exame físico não combinavam com a suposta patologia. A dor, por exemplo, podia ser atribuída a descobertas radiográficas de artrite degenerativa nas juntas da última vértebra da lombar (espinha dorsal), mas o paciente não raro sentia dores em lugares que não estavam relacionados a essas juntas. Meu treinamento médico clássico me ensinou a considerar a dor nas costas como uma consequência, principalmente, de anormalidades estruturais da coluna — mais comumente distúrbios artríticos ou de disco — ou como o resultado de má postura, compressão de nervos ou ausência de exercício. Eu simplesmente tratava meus pacientes de acordo com esse treinamento médico tradicional.

No começo dos anos 1970, comecei a notar que a recuperação de pacientes em que foram feitas as mesmas descobertas físicas parecia depender mais do tamanho da fé que eles tinham em mim como médico deles que do tratamento físico que eu lhes prescrevia. Comecei a achar que a dor nas costas era psicossomática — em particular quando a maioria de meus pacientes tinha um histórico de outras manifestações psicossomáticas. Desenvolvi uma nova teoria a respeito da etiologia da síndrome dolorosa e a chamei *síndrome de tensão miosite* (em inglês, *tension myositis syndrome* — TMS), a qual rebatizei de *síndrome de tensão mioneural*, um nome mais preciso, que destaca melhor a prevalência de sintomas neurais do que o envolvimento de músculos inflamados.

A teoria — de que uma condição tão física quanto dor nas costas pudesse ser psicossomática — bateu de frente com a convenção e meu treinamento médico. Contudo, meu histórico médico, minha personalidade, minha observação de milhares de pacientes com dor e minha experiência de nove anos como médico de família tornaram-me receptivo à ideia. Testei a teoria alterando os protocolos de tratamento e enfatizando o papel das emoções na causa da dor, e isso trouxe melhora evidente a meus pacientes. Consegui começar a prever quais deles se dariam bem ou *não*. *Esse foi um desenvolvimento empolgante no modo como eu tratava — e, no fim das contas, como era capaz de ajudar — meus pacientes.*

Nesses 25 anos desde que *Dor nas costas: conexão corpo e mente* foi publicado, a incidência e o impacto da dor nas costas aumentaram exponencialmente.[1] As estatísticas e os dados são espantosos. Nos Estados Unidos, mais de cem milhões de pessoas são afetadas, em um custo total que excede mais de 100 bilhões de dólares por ano, sendo que dois terços são perdidos em salários e produtividade reduzida.[2] A pesquisa Carga Global de Doença de 2010 elencou 291 condições, e a dor na lombar apareceu como a principal causa de incapacidade e a sexta a ser considerada

---

1. J. K. Freburger, G. M. Holmes, R. P. Agans, A. M. Jackman, J. D. Darter, A. S. Wallace, L. D. Castel, W. D. Kalsbeek e T. S. Carey, "The rising prevalence of chronic low back pain" [A crescente prevalência de dor lombar crônica], *Archives of Internal Medicine*, vol. 169, n. 3, p. 251-258, fev. 2009. (N. A.)
2. J. N. Katz, "Lumbar disc disorders and low-back pain: socioeconomic factors and consequences" [Distúrbios do disco lombar e lombalgia: fatores socioeconômicos e consequências], *The Journal of Bone and Joint Surgery*, vol. 88 (American volume), suppl. 2, p. 21-24, abr. 2006; S. Dagenais, J. Caro e S. Haldeman, "A systematic review of low back pain cost of illness studies in the United States and internationally" [Uma revisão sistemática dos estudos sobre o custo da lombalgia nos Estados Unidos e internacionalmente], *The Spine Journal*, vol. 8, n. 1, p. 8-20, jan./fev. 2008; W. T. Crow e D. R. Willis, "Estimating cost of care for patients with acute low back pain: a retrospective review of patient records" [Estimando o custo de cuidados de pacientes com lombalgia aguda: uma revisão retrospectiva de registros de pacientes], *The Journal of the American Osteopathic Association*, vol. 109, n. 4, p. 229-233, abr. 2009. (N. A.)

como fardo geral.³ Quando mensurada em termos de anos vividos com incapacidade (em inglês, *disability adjusted life years* — Dalys), estima-se que a incidência de dor na lombar aumentou 43% entre 1990 e 2010, levando à previsão de que viver com incapacidade em breve ultrapassará os anos de vida perdidos para morte prematura.⁴

Conforme a incidência de dor nas costas aumentou, a indústria farmacêutica introduziu novos medicamentos opioides para dor e quadruplicou as vendas de opiáceos sintéticos. Isso pode ter sido estimulado, em parte, pela indústria; porém, muitos pacientes receberam os remédios de braços abertos e até encorajaram a produção, talvez por acreditar que a medicina moderna tem o poder de curar qualquer doença⁵ ou como um desejo de aliviar o desespero que resulta da realidade de viver com dor crônica e incapacidade. Em termos simples, a epidemia de dor crônica impacta a vida de indivíduos e famílias, ao adicionar incontáveis desafios físicos e emocionais à possibilidade de ter vidas satisfatórias, confortáveis e felizes.

Outra grande alteração ocorrida desde 1991 tem relação com o fato de os indivíduos cada vez mais participarem das decisões sobre sua saúde — e houve uma mudança fundamental em nossa compreensão de bem-estar. O público agora tem acesso sem precedentes a informações de saúde, especialmente por meio da internet, e os pacientes tornaram-se defensores da própria saúde. Houve também um aumento notável no conhecimento que o público tem sobre saúde, refletido no nível de sofisticação de publicações de grande circulação e do estabelecimento de centros e programas voltados para a saúde e o bem-estar em comunidades de todos os tamanhos.

Uma mudança de autoridade, do médico para o paciente, em parte por causa do acesso a informações clínicas na internet,⁶ resultou em

---

3. D. Hoy et al., "The global burden of low back pain: estimates from the Global Burden of Disease 2010 study" [O peso global da lombalgia: estimativas do estudo Carga Global de Doença 2010], *Annals of the Rheumatic Diseases*, vol. 73, n. 6, p. 968-974, jun. 2014. (N. A.)
4. J. N. Smith, *Epic measures: one doctor. Seven billion patients* [Medidas épicas: um médico. Sete bilhões de pacientes], Nova York, HarperCollins, 2015. (N. A.)
5. C. Gounder, "Who is responsible for the pain-pill epidemic?" [Quem é responsável pela epidemia de comprimidos para dor?], *The New Yorker*, 8 nov. 2013. (N. A.)
6. P. Hartzband e J. Groopman, "How medical care is being corrupted" [Como o cuidado médico está sendo corrompido], *The New York Times*, 18 nov. 2014. (N. A.)

indivíduos que agora pensam ser consumidores que deveriam assumir as rédeas de sua saúde.[7] O fato de a TMS ser um diagnóstico para o qual o tratamento é a educação encaixa-se perfeitamente nesse tipo de pensamento mais moderno. Acredito que a epidemia de dor crônica pode ser revertida se mais médicos e pacientes entenderem a TMS.

Em 1992, a comunidade reconheceu o papel das emoções na saúde física quando o Congresso americano ordenou que os National Institutes of Health abrissem um departamento de medicina complementar e alternativa, o que aproximou a pesquisa e a prática da relação corpo e mente à medicina corrente. Essa ordem estimulou a pesquisa patrocinada pelo governo e financiada pelo setor privado e acrescentou a conexão corpo e mente aos currículos das faculdades de medicina.[8] Entretanto, a medicina psicossomática ainda não está sendo ensinada de modo adequado a outros médicos além dos psiquiatras; ironicamente, porém, são médicos como clínicos, ortopedistas, reumatologistas, gastroenterologistas, dermatologistas, etc., que devem fazer o diagnóstico psicossomático antes que o paciente possa ser tratado por um psiquiatra ou psicólogo. Ademais, o sistema de saúde atual, baseado em um modelo corporativo rigoroso, não permite que se tenha tempo suficiente com os pacientes para extrair a base dos sintomas, representando outro impedimento para conter a maré da dor crônica.

Durante minha vida profissional, particularmente nos últimos cinquenta anos, a cultura médica que premia a especialização, a eficiência e os dados concretos forçou o médico contemporâneo a se distanciar do paciente. O exame clínico e o estado emocional do paciente com frequência ficam comprometidos, e é difícil para o médico envolver o paciente em uma conversa sobre a vida, suas esperanças, decepções e ambições.

---

7. E. Topol, *The patient will see you now: the future of medicine is in your hands* [O paciente verá você agora: o futuro da medicina está em suas mãos], Nova York, Basic Books, 2015. (N. A.)

8. J. H. Young, "The development of the Office of Alternative Medicine in the National Institutes of Health, 1991-1996" [O desenvolvimento do Escritório de Medicina Alternativa nos National Institutes of Health, 1991-1996], *Bulletin of the History of Medicine*, vol. 72, n. 2, p. 279-298, verão 1998; V. Brower, "Mind-body research moves towards the mainstream" [Pesquisa corpo e mente se move em direção à corrente popular], *EMBO Reports*, vol. 7, n. 4, p. 358-361, abr. 2006. (N. A.)

Como essa tendência na cultura médica contemporânea se consolidou, os médicos ainda não são treinados para reconhecer distúrbios psicossomáticos. Eles são treinados para explicar todos os distúrbios físicos por meio de razões estruturais físicas, portanto, não consideram o papel das emoções na etiologia dos distúrbios físicos. Como consequência, os pacientes com dor nas costas não recebem tratamento adequado, o que exige prestar atenção aos fenômenos emocionais. De acordo com os diagnósticos, os distúrbios físicos não passam de consequências de doenças físicas estruturais. A etiologia psicossomática, portanto, não tem nenhum papel no diagnóstico de síndromes dolorosas, e o treinamento do médico continua a associar a prática médica exclusivamente às questões do corpo. O paciente é visto como uma máquina controlada por vários sistemas, ocultando inteiramente a psicologia da pessoa como um desses sistemas. Essa omissão no arquivo do médico tem sido um fator preponderante no aumento epidemiológico das síndromes dolorosas.

Quando escrevi *Dor nas costas: conexão corpo e mente*, minha intenção era descrever uma síndrome dolorosa muito comum, quase universal, a profissionais e público. Jamais antevi que a simples leitura do livro libertaria tantos pacientes de sua dor. Ainda assim, continuo recebendo mensagens do mundo todo com relatos de que a leitura do livro foi suficiente para curar a dor e obter conhecimentos psicológicos. Esses conhecimentos podem também proteger os pacientes de outros distúrbios psicofisiológicos.

Fiquei surpreso e impressionado com o poder de cura do conhecimento, que se tornou um princípio e uma prática orientadores em meu programa de tratamento com pacientes com TMS. Sou, é claro, eternamente grato por seus relatos francos sobre suas dificuldades físicas e psicológicas, bem como por sua disposição em depositar sua fé em mim, ao aceitar e confirmar a teoria que, para tantos, parecia absurda. Sem meus pacientes e as outras muitas pessoas que se dispuseram a compartilhar suas dificuldades e seus sucessos com a dor crônica, não teria tido a oportunidade de desenvolver uma teoria tão consistente sobre TMS, a qual continua a ajudar um grande número de pessoas com dor crônica e debilitante.

Distúrbios psicossomáticos são uma manifestação inescapável da experiência humana. Quase todo mundo já teve sintomas psicossomáticos.

Vejo a reedição de *Dor nas costas: conexão corpo e mente* como um acontecimento essencial que revela que aqueles que sofrem com dor e têm conhecimento exigem tratamento para a dor que considera a pessoa como um ser físico e emocional complexo. Minha esperança é que meus colegas continuem estudando e contribuindo para nossa compreensão do diagnóstico e tratamento de distúrbios psicofisiológicos.

Dr. John E. Sarno

Nova York, Estados Unidos

Agosto de 2016

INTRODUÇÃO

Esta obra é sucessora de meu livro *Mind over back pain* [A mente sobre a dor nas costas], publicado em 1984, no qual descrevi um distúrbio médico conhecido como *síndrome de tensão mioneural* (TMS). Tenho razões para acreditar que essa é a maior causa das síndromes comuns de dor envolvendo o pescoço, os ombros, as costas, as nádegas e os membros. Desde então, desenvolvi mais profundamente meus conceitos sobre como diagnosticar e tratar TMS e os esclareci, por essa razão senti necessidade de escrever este livro, cuja primeira publicação data de 1991.

Ao longo dos anos, a incidência crescente dessas síndromes dolorosas criou um problema de saúde pública de dimensões impressionantes. Mantém-se a estatística de que cerca de 80% da população americana tem histórico de uma dessas condições dolorosas. Um artigo da revista *Forbes*, de agosto de 1986, revelava que 56 bilhões de dólares eram gastos anualmente para lidar com as consequências desse disseminado distúrbio médico. É a principal causa de falta ao trabalho nos Estados Unidos e só perde para infecções respiratórias como razão para consulta ao médico.

Tudo isso aconteceu nos últimos trinta anos. Por quê? Será que, depois de alguns milhões de anos de evolução, as costas americanas de repente se tornaram incapazes? Por que existem tantas pessoas com propensão a ferimentos nas costas? E por que a área médica se mostrou tão impotente para deter a epidemia?

O propósito deste livro é responder a essas e muitas outras perguntas a respeito desse problema difundido. Adianto a tese de que, assim como todas as epidemias, essa é o resultado da falha da medicina em reconhecer a natureza da doença — isto é, fazer um diagnóstico preciso. A peste devastou o mundo porque ninguém sabia nada sobre bacteriologia ou epidemiologia na época. Pode ser difícil acreditar que a medicina altamente sofisticada do século xx não seja capaz de identificar adequadamente a causa de algo tão simples e comum como esses distúrbios de dor, mas médicos e pesquisadores são humanos, afinal — portanto, não sabem de tudo e, mais importante, estão sujeitos à fraqueza persistente de ideias preconcebidas.

A ideia preconcebida pertinente aqui é de que essas síndromes dolorosas comuns devem ser o resultado de anormalidades estruturais da coluna ou deficiências musculares induzidas química ou mecanicamente. De igual importância, temos outro preconceito mantido pela medicina convencional de que as emoções não induzem uma mudança fisiológica. A experiência com TMS contradiz os dois pontos. Esse distúrbio é uma aberração fisiológica benigna (embora dolorosa) dos tecidos moles (e não da coluna) e é causada por um processo emocional.

Testemunhei pela primeira vez a magnitude desse problema em 1965, quando passei a integrar a equipe do que é conhecido como The Rusk Institute of Rehabilitation Medicine, no Centro Médico da Universidade de Nova York (Estados Unidos), como diretor de serviços ambulatoriais. Foi minha introdução a um grande número de pacientes com dor no pescoço, nos ombros, nas costas e nas nádegas. O treinamento médico convencional me ensinou que essas dores se deviam, principalmente, a uma variedade de anormalidades estruturais da coluna — sendo mais comuns as artríticas e os distúrbios de disco — ou a um grupo indefinido de condições musculares atribuídas a má postura, sedentarismo, esforço excessivo, e assim por diante. Presumia-se que dor nas pernas ou nos braços tinha origem na compressão (pinçamento) dos nervos. No entanto, não ficava nada claro como essas anormalidades produziam a dor.

A justificativa para o tratamento prescrito era igualmente desconcertante. O tratamento incluía injeções, alta temperatura na forma de ultrassom, massagem e exercícios físicos. Ninguém tinha certeza do que essas prescrições deveriam fazer, mas pareciam ajudar em alguns casos. Dizia-se que o exercício físico fortalecia os músculos do abdome e das costas e que isso, de alguma forma, apoiava a coluna e prevenia a dor.

A experiência de tratar esses pacientes foi frustrante e deprimente; nunca dava para prever o resultado. Além disso, era preocupante perceber que o padrão de dor e das descobertas de exames físicos com frequência não tinha relação com o suposto motivo da dor. Por exemplo, a dor pode ser atribuída a alterações artríticas degenerativas na extremidade inferior da coluna, mas o paciente podia sentir dor em lugares que não tinham relação com os ossos naquela área. Ainda, alguém podia ter um disco lombar que resultou em uma hérnia à esquerda e ter dor na perna direita.

Com a dúvida acerca da precisão do diagnóstico convencional, vinha a compreensão de que o tecido primário envolvido era de músculo, especificamente dos músculos do pescoço, dos ombros, das costas e das nádegas. Porém, mais importante ainda era a observação de que 88% das pessoas analisadas tinham histórico de tensão ou enxaqueca, azia, hérnia de hiato, úlcera estomacal, colite, cólon espástico, síndrome do cólon irritável, rinite alérgica, asma, eczema e uma variedade de outros distúrbios — e suspeitava-se muito que tudo isso estava relacionado à tensão. Pareceu lógico concluir que tal condição muscular dolorosa talvez fosse também induzida por tensão. Consequentemente, a TMS. (O elemento mórfico *mi(o)-* vem do grego e significa "músculo"; síndrome de *tensão mioneural* é definida aqui como uma alteração dolorosa do estado do músculo.)

Quando essa teoria foi posta à prova e pacientes receberam tratamentos adequados, houve uma melhora nos resultados. Na verdade, foi possível prever com alguma precisão quais pacientes se sairiam bem e quais provavelmente não se dariam bem. Esse foi o início do programa diagnóstico e terapêutico descrito neste livro.

Deve-se enfatizar que este livro não descreve uma "nova abordagem" ao tratamento da dor nas costas. TMS é um *novo diagnóstico* e, portanto, deve ser tratado de uma maneira apropriada ao diagnóstico. Quando a medicina aprendeu que bactérias eram a causa de diversas infecções, buscou meios de lidar com os germes — assim nasceram os antibióticos. Se fatores emocionais são responsáveis pela dor nas costas de alguém, é preciso buscar uma técnica terapêutica apropriada. Sem dúvida, não tem lógica seguir uma fisioterapia tradicional. Em vez disso, a experiência mostrou que o único modo eficaz e permanente de lidar com esse problema é ensinando os pacientes a compreender o que têm. Aos não iniciados, isso talvez não faça sentido, mas deve ficar claro conforme a leitura.

Será isto medicina holística? Infelizmente, o que ficou conhecido como medicina holística é uma mistura de ciência, pseudociência e folclore. Qualquer coisa fora da medicina convencional pode ser considerada holística, mas, para descrever com mais precisão, a ideia predominante é de que se deve tratar a "pessoa inteira", um conceito sábio que geralmente é negligenciado pela medicina contemporânea. Entretanto, isso não deve permitir que seja considerada holística qualquer coisa que desafie a convenção médica.

Talvez *holístico* deva ser definido como algo que inclui consideração dos aspectos emocionais e dos estruturais relativos a saúde e doença. Aceitar essa definição não significa rejeitar o método científico. Pelo contrário, torna-se cada vez mais importante obter provas e replicação de resultados quando se soma a complicada dimensão emocional à equação médica.

Portanto, isso não é medicina holística como é popularmente conhecida. Espero que seja um exemplo de medicina bem-feita — diagnóstico preciso e tratamento efetivo, além de boa ciência —, com conclusões baseadas em observação e verificadas pela experiência. Embora a causa de TMS seja a tensão, o diagnóstico é feito no campo físico, e não no campo psicológico, seguindo a tradição da medicina clínica.

Todos os médicos deveriam ser praticantes da "medicina holística" no sentido de que reconhecem a interação entre corpo e mente. Excluir a dimensão emocional da análise de saúde e doença é medicina malfeita e ciência malfeita.

Há um ponto importante que deve ser enfatizado: apesar de TMS ser induzida por um fenômeno emocional, trata-se de um distúrbio físico. Deve ser diagnostica por um médico, alguém capaz de reconhecer as dimensões física e psicológica da condição. Um psicólogo pode suspeitar que os sintomas de seus pacientes são induzidos pelo emocional, contudo, por não ter treinamento no diagnóstico físico, não sabe dizer com segurança que sofrem de TMS. Visto que pouquíssimos médicos são treinados para reconhecer um distúrbio cujas raízes são psicológicas, a TMS passa despercebida e, assim, pacientes seguem sem diagnóstico. É particularmente importante que o diagnóstico seja feito por um médico para evitar a conclusão pejorativa de que "a dor é psicológica", que não passa de uma invenção da mente.

O que os médicos pensam desse diagnóstico? É improvável que a maioria dos médicos esteja ciente dele. Eu escrevi uma série de artigos médicos e capítulos de manuais sobre o assunto, porém esses textos tiveram um público limitado, composto principalmente de médicos trabalhando no campo da medicina e reabilitação física. Tornou-se impossível fazer artigos médicos sobre TMS serem aceitos para publicação, sem dúvida porque esses conceitos vão contra o dogma médico contemporâneo. Para os médicos que talvez leiam este livro, destacaria que se trata de um material bem mais completo que qualquer artigo que já publiquei e que será útil ainda que seja escrito para um público mais amplo.

A julgar pelas reações de médicos de meu círculo mais próximo, a maioria vai ignorar ou rejeitar o diagnóstico. Poucos médicos da minha própria especialidade afirmam ver a validade desse diagnóstico, mas ao mesmo tempos acham difícil tratar os pacientes. Resta esperar que a geração mais nova de médicos seja mais capaz de lidar com esse tipo de problema. É esta uma das intenções deste livro: alcançar os jovens médicos.

E quanto aos leitores que têm dor no pescoço, nos ombros, nas costas e nas nádegas e acreditam sofrer de TMS? Um livro não pode substituir um médico, e não é minha intenção diagnosticar e tratar por meio destas páginas. Considero antiético e imoral apresentar-se como médico por meio de um livro ou de um vídeo. Síndromes dolorosas sempre devem ser analisadas adequadamente para descartar distúrbios sérios, como câncer, tumores, doenças ósseas e diversas outras condições. Se alguém sente uma dor persistente em algum lugar, é fundamental buscar ajuda médica de modo que possam ser feitos os exames apropriados.

O propósito primordial deste livro é pautar a discussão dentro e fora do campo da medicina, porque essas síndromes dolorosas comuns representam um grande problema de saúde pública que não vai ser resolvido até que haja uma mudança na percepção médica da causa delas.

Depois de declarar o propósito deste livro, eu seria pouco sincero se não dissesse que muitos leitores de minha obra anterior, *Mind over back pain*, relataram melhora ou resolução completa dos sintomas. Isso dá corpo à ideia de que são a identificação e o conhecimento do distúrbio os fatores terapêuticos críticos.

A ciência exige que todas as novas ideias sejam validadas por experiências e replicações. Antes que novos conceitos possam ser aceitos de modo amplo, devem ser provados acima de qualquer dúvida. É essencial que as ideias apresentadas neste livro sejam objeto de pesquisa. Na tradição da medicina científica, convido meus colegas a verificar ou corrigir meu trabalho. O que não devem fazer é ignorá-lo, pois o problema da dor nas costas é muito grande, e a necessidade de uma solução é imperativa.

1. MANIFESTAÇÕES DA SÍNDROME DE TENSÃO MIONEURAL

Nunca conheci um paciente com dor no pescoço, nos ombros, nas costas ou nas nádegas que não acreditasse que a dor tivesse origem em uma lesão, uma "dor" causada por alguma atividade física. "Eu me machuquei correndo (jogando basquete, tênis, boliche)." "A dor começou depois que peguei minha filhinha no colo" ou "Quando tentei abrir uma janela emperrada". "Dez anos atrás, bateram na traseira do meu carro e, desde então, tenho dor nas costas de forma recorrente."

A noção de que dor significa lesão ou dano está profundamente arraigada na consciência dos americanos. É claro que, se a dor tem início quando a pessoa está comprometida com uma atividade física, é difícil não a atribuir à atividade. (Como veremos adiante, isso com frequência é enganador.) Porém, esse conceito difundido de vulnerabilidade das costas, de facilidade de lesão, não passa de uma catástrofe médica para o público americano, que agora tem um exército de homens e mulheres semi-inválidos cujas vidas estão restritas, de modo significativo, pelo medo de ampliar o dano ou de voltar a sentir a temível dor. Não raro, ouvimos: "Tenho medo de me machucar de novo, por isso vou tomar muito cuidado com o que faço".

Honestamente, essa ideia tem sido fomentada por médicos e outros terapeutas há anos. Assumiu-se que dor no pescoço, nos ombros, nas costas e nas nádegas ocorre em decorrência de uma lesão ou doença na coluna e em estruturas associadas ou de incompetência dos músculos e ligamentos ao redor dessas estruturas — sem validação científica desses conceitos diagnósticos.

Por outro lado, por décadas, tive sucesso recompensador ao tratar esses distúrbios com base em um diagnóstico bem diferente. Venho tendo a percepção de que a maioria dessas síndromes dolorosas é resultado de uma condição nos músculos, nervos, tendões e ligamentos causada por tensão. Essa questão foi comprovada pelo alto nível de sucesso alcançado com um programa de tratamento que é simples, rápido e meticuloso.

A preocupação da medicina com a coluna se baseia na filosofia e nos treinamentos médicos fundamentais. A medicina moderna tem uma orientação essencialmente mecânica e estrutural. O corpo é visto como uma máquina de extrema complexidade, e a doença, como um defeito nessa máquina provocado por infecção, traumatismo, problemas hereditários, degeneração e, claro, câncer. Ao mesmo tempo, a ciência médica teve um caso de amor com o laboratório, acreditando que nada é válido se não pode ser demonstrado nesse setor. Não existe pessoa que discuta o papel fundamental do laboratório no avanço médico (haja vista a penicilina e a insulina, por exemplo). Infelizmente, algumas coisas são difíceis de ser analisadas no laboratório. Uma dessas coisas é a mente e seu órgão, o cérebro. Não é possível fazer emoções passarem por experimentos em tubos de ensaio e medições, por isso a ciência médica moderna optou por ignorá-las, apoiada na convicção de que emoções têm pouca relação com saúde e doença. Assim, a maioria dos médicos atuantes não considera que as emoções têm um papel significativo na *origem* de distúrbios físicos, embora vários deles admitam que as emoções podem agravar uma doença provocada por algo "físico". De modo geral, médicos ficam desconfortáveis ao lidar com um problema relacionado a emoções. Tendem a traçar uma divisão marcante entre "as coisas da mente" e "as coisas do corpo" e sentem-se confortáveis somente com as últimas.

A úlcera gástrica do duodeno é um bom exemplo. Embora alguns médicos contestem a ideia, há uma aceitação bem ampla entre os profissionais atuantes de que úlceras são causadas, principalmente, por "tensão". Contrariando a lógica, no entanto, o maior foco é no tratamento "médico", e não no "psicológico", e remédios são prescritos para neutralizar ou prevenir a secreção do ácido. Contudo, falhar em tratar a causa originária do distúrbio é medicina malfeita, é tratamento sintomático, algo sobre o que somos advertidos na faculdade de medicina. A maioria dos médicos, entretanto, acha que sua função é tratar o corpo, e a parte psicológica do problema é negligenciada, apesar de ser a causa básica.

Para ser justo, alguns médicos fazem tentativas de dizer algo sobre tensão, mas frequentemente fazem isso de um modo superficial, dizendo: "Você precisa desacelerar; está trabalhando demais".

Síndromes dolorosas parecem tão "físicas" que fica particularmente difícil para os médicos considerar a possibilidade de uma causa por fatores psicológicos, por isso se agarram à explicação estrutural. Ao fazer isso, porém, tornam-se grandes responsáveis pela epidemia de dor que existe nos Estados Unidos.

Se anormalidades estruturais não causam dor no pescoço, nos ombros, nas costas e nas nádegas, o que causa? Pesquisas e experiência clínica de muitos anos sugerem que essas síndromes dolorosas comuns são resultado de uma alteração fisiológica em certos músculos, nervos, tendões e ligamentos chamada síndrome de tensão mioneural (TMS). É um distúrbio inofensivo, mas potencialmente muito doloroso, que resulta de situações emocionais específicas e comuns. O objetivo deste livro é descrever a TMS em detalhes.

As seções seguintes deste capítulo discutem quem tem essa síndrome, em que partes do corpo ocorre, os vários padrões de dor e o impacto geral da TMS na saúde e na vida cotidiana das pessoas. Os próximos capítulos abordam a psicologia da TMS (a origem de tudo), sua fisiologia e como é tratada. Diagnósticos e tratamentos convencionais são analisados, e concluo com um capítulo sobre a importante interação entre corpo e mente em questões de saúde e doença.

Quem tem TMS?

É quase possível afirmar que a TMS é uma doença "do berço ao túmulo", uma vez que ocorre em crianças, embora provavelmente não antes dos 5 ou 6 anos de idade. A manifestação em crianças é, naturalmente, diferente da que ocorre em adultos — estou convencido de que as chamadas "dores de crescimento" em crianças são manifestações de TMS.

A causa das "dores de crescimento" nunca foi identificada, mas os médicos sempre se sentiram confortáveis em tranquilizar as mães dizendo que a doença é inofensiva. Ocorreu-me um dia, enquanto ouvia uma jovem mãe descrever a dor intensa que a filha sentira no meio da noite, que a criança havia experimentado algo muito parecido com um surto de dor ciática em adultos e, uma vez que essa era claramente uma das manifestações mais comuns da TMS, "dores de crescimento" podem muito bem representar TMS em crianças.

Não admira que ninguém tenha sido capaz de explicar a natureza das "dores de crescimento", já que a TMS é uma condição que geralmente não deixa evidência física de sua presença. Há uma constrição temporária dos vasos sanguíneos, o que provoca os sintomas, mas depois tudo volta ao normal.

O estímulo emocional do surto em crianças não é diferente daquele em adultos: ansiedade. Pode-se dizer que o surto em uma criança é um parapesadelo. É um substituto de um pesadelo, uma decisão de comando da mente para produzir uma reação física em vez de fazer o indivíduo experimentar uma emoção dolorosa, que é o que acontece também nos adultos.

No outro extremo do espectro etário, vi a síndrome em homens e mulheres com mais de 80 anos. Parece não haver limite de idade, e por que haveria? Se a pessoa é capaz de gerar emoções, é suscetível ao distúrbio.

Em quais idades a síndrome é mais comum? É possível aprender alguma coisa com essas estatísticas? Em uma pesquisa de acompanhamento realizada em 1982, 177 pacientes foram entrevistados quanto ao seu *status* na época, após o tratamento da TMS. (Veja na página 96 os resultados da pesquisa.) Obtivemos os dados de que 77% dos pacientes tinham entre 30 e 60 anos, 9% tinham entre 20 e 29 anos, e havia apenas quatro adolescentes (2%). No outro extremo do espectro, apenas 7% estavam na casa dos 60 anos e 4% na faixa dos 70 anos.

Essas estatísticas sugerem muito fortemente que a causa da maioria das dores nas costas é emocional, pois a faixa etária entre 30 e 60 é a que se enquadra no que se chamaria "anos de responsabilidade". Esse é o período da vida em que alguém está sob a maior tensão para ter sucesso, para sustentar uma casa e se notabilizar — então, é lógico que é nesse período que se experimenta a maior incidência da TMS. Além disso, se as alterações degenerativas na coluna vertebral (osteoartrite, degeneração discal e hérnia, artrose das facetas e estenose espinhal, por exemplo) fossem uma das principais causas de dor nas costas, essas estatísticas não estariam adequadas. Nesse caso, ocorreria um aumento gradual na incidência a partir dos 20 anos, com maior ocorrência nas pessoas mais velhas. Sem dúvida, trata-se só de uma evidência circunstancial, mas é altamente sugestiva.

Portanto, a resposta para a pergunta "Quem tem TMS?" é "Qualquer um". Mas é certamente mais comum nos anos intermediários da vida, os anos de responsabilidade. Vamos, agora, dar uma olhada em como a TMS se manifesta.

Onde a TMS se manifesta?

MÚSCULO

O primeiro tecido envolvido na TMS é o músculo, por isso o nome original é *miosite* (como mostrado anteriormente, *mi(o)*- significa "músculo"). Os únicos músculos do corpo que são suscetíveis a TMS são os da nuca, das costas inteiras e das nádegas, que formam um grupo conhecido como *músculos posturais*. São chamados assim porque mantêm a postura correta da cabeça e do tronco e contribuem para o uso efetivo dos braços.

Os músculos posturais têm uma proporção maior de fibras musculares de contração lenta em relação aos músculos dos membros, tornando-os mais eficientes para atividade persistente — o que é exigido deles. Não sabemos se é por esse motivo que a TMS se restringe a esse grupo de músculos. Isso é possível, entretanto, porque os músculos que costumam estar mais envolvidos têm os trabalhos mais importantes: trata-se dos músculos das nádegas, anatomicamente chamados *músculos do quadril* (ou glúteo). O trabalho deles é manter o tronco ereto em relação às pernas, para garantir que não caia para a frente ou para qualquer um dos lados. Estatisticamente, a área da lombar e das nádegas é a região mais comum para manifestação da TMS.

Logo acima das nádegas estão os músculos lombares, que não raro estão envolvidos com os músculos das nádegas. De vez em quando, os músculos do quadril ou da lombar são afetados separadamente. Cerca de dois terços dos pacientes com TMS sentem maior dor nessa área.

Em segundo lugar, na ordem de frequência de envolvimento, estão os músculos do pescoço e dos ombros. A dor costuma ser na lateral do pescoço e no topo dos ombros, no músculo chamado trapézio superior.

TMS pode ocorrer em qualquer parte das costas entre os ombros e a lombar, mas acontece com bem menos frequência que nessas duas áreas mencionadas.

Em geral, um paciente vai reclamar de dor em uma dessas áreas principais, como, por exemplo, na nádega esquerda ou no ombro direito, mas o exame físico vai revelar algo de grande interesse e importância. Em praticamente todos os pacientes com TMS é possível encontrar sensibilidade quando se aplica pressão (palpação) nos músculos em três áreas das costas: na parte externa das nádegas (e algumas vezes em toda a área das nádegas), nos músculos da região lombar e nos dois trapézios superiores (ombros). Esse padrão consistente é importante, porque reforça a hipótese de que a síndrome dolorosa tem origem no cérebro em vez de em alguma anormalidade estrutural da coluna ou na incompetência do músculo.

NERVO

O segundo tipo de tecido afetado por essa síndrome é o nervo, especificamente os chamados *nervos periféricos*. Desses, os que mais sofrem estão localizados, como seria de se esperar, próximos aos músculos que costumam estar mais envolvidos.

O nervo ciático fica no fundo do músculo da nádega (um de cada lado); os nervos espinhais lombares ficam abaixo dos músculos paraespinhais lombares; os nervos espinhais cervicais e o plexo braquial ficam abaixo dos músculos do trapézio superior (ombros). Esses são os nervos afetados com mais frequência pela TMS.

Na verdade, a TMS parece um processo *restrito a uma área*, em vez de direcionado a estruturas específicas. Assim, quando afeta determinada área, todos os tecidos sofrem privação de oxigênio e, por isso, pode-se sentir dor no músculo e no nervo.

Diferentes tipos de dor podem ocorrer quando o músculo e/ou o nervo são afetados. Pode ser aguda, intensa, ardente, chocante, ou pode parecer uma pressão. Além da dor, o envolvimento dos nervos pode produzir coceira, formigamento e/ou dormência e, às vezes, sensações de fraqueza nas pernas ou nos braços. Em alguns casos, há fraqueza muscular mensurável, que pode ser avaliada por meio de exames de eletromiografia (EMG). As anormalidades na EMG são frequentemente citadas como evidência de danos nos nervos em razão da compressão estrutural; todavia, as alterações na EMG são muito comuns na TMS e costumam revelar envolvimento de muito mais nervos do que pode ser explicado por uma anormalidade estrutural.

Os sintomas da coluna lombar e do nervo ciático estão nas pernas, pois é para onde esses nervos seguem. O envolvimento dos nervos espinhais cervicais e do plexo braquial causa sintomas nos braços e nas mãos. Os diagnósticos tradicionais atribuem dores na perna a uma hérnia de disco e dores no braço a um "nervo comprimido" (ver capítulo 5).

A TMS pode envolver qualquer um dos nervos do pescoço, dos ombros, das costas e das nádegas, por vezes criando padrões incomuns de dor. Uma das dores mais assustadoras é no peito. Uma pessoa pensa imediatamente no coração quando sente dor no peito, e, de fato, é sempre importante ter certeza de que não há nada de errado com esse órgão. Uma vez feito isso, deve-se ter em mente que os nervos espinhais na parte superior das costas podem estar sofrendo uma leve privação de oxigênio por causa da TMS e que pode ser essa a fonte da dor. Esses nervos trabalham na frente do tronco e nas costas — daí a dor no peito.

Lembre-se: Consulte sempre um médico de confiança a fim de descartar distúrbios e doenças sérias. Este livro não pretende ser um manual de como fazer um diagnóstico de si mesmo. O propósito aqui é descrever uma observação clínica, a TMS.

Pode-se suspeitar da presença de envolvimento dos nervos na TMS pelo histórico do paciente, pelo exame físico ou pelos dois. A dor ciática pode afetar qualquer parte da perna, exceto a parte dianteira superior da coxa. Existe uma variabilidade considerável que depende de quanto do tronco nervoso é afetado pelo débito de oxigênio. Como mencionado anteriormente, a pessoa também pode se queixar de outras sensações estranhas e de fraqueza.

No exame físico, os reflexos profundos (também chamados reflexos tendinosos) e a força muscular são testados para determinar se a privação de oxigênio irritou o nervo o suficiente para interferir na transmissão dos impulsos motores. Da mesma forma, são feitos testes sensoriais (por exemplo, capacidade de sentir uma picada de agulha) para determinar a integridade das fibras sensoriais do nervo envolvido. É importante documentar déficits sensoriais ou motores para poder discuti-los com os pacientes e assegurar-lhes que sensações de fraqueza, dormência ou formigamento são totalmente inofensivas.

O chamado teste de elevação da perna reta sempre é feito ao se examinar o paciente, embora por diferentes razões, dependendo do examinador. Se houver muita dor nas nádegas, o paciente é incapaz de elevar a perna esticada muito alto e, se consegue, sente muita dor. A dor pode ter origem no músculo, no nervo ciático ou nos dois. Na maioria dos casos, porém, o sintoma não significa que há uma hérnia de disco "pressionando o nervo ciático", como não raro é dito aos pacientes.

Quando há dor nos ombros, testes similares são feitos nos braços e nas mãos.

Às vezes, os pacientes têm dor nos dois lados; isso não tem qualquer significado particular. As pessoas também costumam relatar que, além de sentirem dor maior na nádega e na perna direitas, por exemplo, têm dor intermitente no pescoço ou em um dos ombros. Isso não é inesperado, já que a TMS pode envolver um ou todos os músculos posturais.

TENDÕES E LIGAMENTOS

Após a publicação de meu primeiro livro descrevendo a TMS, aos poucos me dei conta de que uma variedade de tenalgias (dor nos tendões ou ligamentos) provavelmente fazia parte da síndrome de tensão miosite. O termo *miosite* estava se tornando obsoleto depressa, tendo sido determinado muitos anos antes que os nervos pudessem estar implicados na TMS, como acabamos de descrever. Eu estava começando a perceber que talvez outro tipo de tecido poderia participar do processo e, com o passar do tempo, essa conclusão tornou-se cada vez mais inevitável.

O que primeiro chamou minha atenção foram os relatos de pacientes tratados: além do desaparecimento da dor nas costas, a dor no tendão (por exemplo, "cotovelo de tenista") também costumava desaparecer. Como é bem sabido, o cotovelo de tenista (epicondilite lateral) é um dos distúrbios mais comuns das chamadas *tendinites*. Geralmente, supõe-se que esses tendões dolorosos estejam inflamados por causa de atividade excessiva. O tratamento de rotina inclui medicação anti-inflamatória e restrição de atividades físicas.

Tendo sido alertado da possibilidade de que esses tendões dolorosos pudessem ser parte da TMS, comecei a sugerir aos pacientes que suas tendinites também poderiam desaparecer se as permitissem ocupar o mesmo lugar em seus pensamentos que a dor nas costas. Os resultados foram animadores e, com o tempo, minha confiança no diagnóstico aumentou. Agora, estou preparado para dizer que a tenalgia é, muitas vezes, parte integrante da TMS e que, em alguns casos, é sua manifestação primária.

Tornou-se evidente que o cotovelo não é o local mais comum de tenalgia. Em minha experiência, é o joelho que tem essa distinção. Alguns dos diagnósticos usuais para dor nos joelhos são condromalácia patelar, patela instável e traumatismo. No entanto, o exame revela que há sensibilidade em um ou mais tendões e ligamentos ao redor da articulação dos joelhos, e a dor geralmente desaparece com a dor nas costas.

Outros pontos comuns são o pé e o tornozelo — a parte superior ou inferior do pé ou o tendão calcâneo. Os diagnósticos comuns do pé são neuroma, esporão do calcâneo, fascite plantar, pé chato e traumatismo causado por atividade física excessiva.

O ombro é outro local para a tenalgia da TMS; o diagnóstico estrutural mais comum é bursite ou lesão do manguito rotador. Mais uma vez, geralmente há sensibilidade facilmente identificada com palpação de um tendão nos ombros. Não é incomum o envolvimento dos tendões do pulso. Possivelmente, o que é conhecido como síndrome do túnel do carpo talvez também faça parte da TMS, mas isso não pode ser afirmado sem mais observações e estudos.

Recentemente, examinei uma paciente que havia desenvolvido dor em um novo local após um pequeno acidente. Ela contou que a dor estava no quadril e que lhe disseram que, como as radiografias revelavam artrite nas articulações do quadril, com maior presença no lado onde estava sentindo dor, seria essa a causa de sua dor. Ela provou ser altamente suscetível a TMS no passado, então disse que queria examiná-la. As radiografias mostraram uma quantidade muito modesta de alteração artrítica na articulação em questão, mais ou menos o que seria esperado em alguém de sua idade. Ela tinha excelente amplitude de movimento da articulação e não apresentava dor na sustentação de peso ou no movimento da perna. Quando lhe pedi que me deixasse tocar o local exato onde sentia dor, ela identificou uma pequena área onde o tendão de um músculo se liga ao osso, bem acima da articulação do quadril; era macia quando pressionada. Eu disse-lhe que achava que ela tinha tenalgia de TMS, e a dor foi embora em poucos dias.

A tenalgia do quadril é mais comumente atribuída à chamada *bursite do quadril*. Esse diagnóstico não foi feito na ocasião, pois a localização da dor estava acima do trocanter, a proeminência óssea que pode ser sentida na parte externa superior do quadril.

A TMS pode se manifestar em vários locais e tende a se movimentar, especialmente se algo está sendo feito para combater o distúrbio. Os pacientes geralmente relatam dor em um novo local quando há melhora no que doía antes. É como se o cérebro não estivesse disposto a desistir dessa estratégia conveniente de desviar a atenção do reino das emoções. É, portanto, particularmente importante para o paciente saber onde estão todas as possíveis localizações de dor. Meus pacientes são rotineiramente instruídos a me avisar quando desenvolvem uma nova dor, para que possamos determinar se faz parte da TMS.

Em resumo, a TMS envolve três tipos de tecido: músculo, nervo e tendão-ligamento. Agora, vamos ver como a TMS se manifesta.

Conceitos do paciente de causa e tipo de crise

Quando examinada pela primeira vez, a maioria das pessoas tem a impressão de estar sofrendo os resultados a longo prazo de uma lesão, um processo degenerativo, uma anomalia congênita ou alguma deficiência na força ou flexibilidade de seus músculos. A ideia de lesão é talvez a mais difundida. Isso geralmente se liga às circunstâncias sob as quais a dor começa.

De acordo com uma pesquisa que fizemos há alguns anos, 40% dos pacientes de um grupo típico relataram que a dor teve início em associação com algum tipo de incidente físico. Para alguns, foi um acidente leve de automóvel, em geral uma batida traseira. Quedas em degraus ou escorregões no gelo eram comuns. Levantar um objeto pesado ou fazer um esforço excessivo, também, e, claro, correr e jogar tênis, golfe ou basquete frequentemente levavam culpa. A dor começava minutos, horas ou dias após o incidente, o que levantava algumas questões importantes sobre a natureza da dor. Alguns dos incidentes relatados eram triviais, como se curvar para pegar uma escova de dentes ou torcer o corpo para alcançar um armário, mas a dor resultante podia ser tão dolorosa quanto aquela experimentada por alguém que havia tentado erguer uma geladeira.

Lembro-me de um rapaz que estava sentado à sua mesa do escritório e sofreu um espasmo na lombar tão forte e persistente que precisou ser levado para casa de ambulância. As 48 horas seguintes foram agonizantes; ele não conseguia se mexer sem provocar uma nova onda de espasmos.

Como dores excruciantes podem ser desencadeadas por essa grande variedade de incidentes físicos? Em vista dos diferentes graus de gravidade dos incidentes físicos e da grande variação de tempo do início da dor após o incidente, a conclusão é que o acontecimento físico não foi a causa da dor, e sim apenas um *estopim,* ou um *gatilho*. Muitos pacientes parecem não precisar de um estopim; a dor vem gradualmente, ou de repente acordam sentindo-a pela manhã. Na pesquisa mencionada anteriormente, 60% se encaixavam nessa categoria.

A ideia de que os incidentes físicos são gatilhos é reforçada pelo fato de que não há como distinguir as dores que começam gradualmente daquelas que têm início dramático, em termos de severidade subsequente ou longevidade da crise. Tudo isso faz todo o sentido quando se considera a natureza da TMS. Apesar da percepção de lesão, os pacientes não estão feridos. A ocorrência física deu ao cérebro a oportunidade de iniciar uma crise de TMS.

Há outra razão para duvidar do papel da lesão nessas crises de dor nas costas. Um dos sistemas mais poderosos que evoluiu ao longo dos milhões de anos de vida neste planeta é a capacidade biológica de cura, de restauração. Nossas partes do corpo tendem a curar-se muito rápido quando são feridas. Até mesmo o maior osso do corpo, o fêmur, leva apenas seis semanas para cicatrizar — e durante esse processo, há dor por um tempo bem curto. É ilógico pensar que uma lesão ocorrida dois meses antes ainda possa estar causando dor, e o que dizer então de uma lesão sofrida há dois ou dez anos? Contudo, as pessoas têm sido tão doutrinadas a aceitar a ideia de lesões persistentes que nem sequer a questionam.

Os pacientes que têm um início gradual da dor invariavelmente atribuem esse fato a um incidente físico que pode ter ocorrido anos antes, como um acidente de carro ou de patins. Isso porque em suas mentes a dor nas costas é "física" — ou seja, *estrutural* —, só pode ser em razão de uma lesão. Para eles, *precisa* haver uma causa física.

Essa ideia é um dos grandes impedimentos no caminho da recuperação. Deve ser resolvida na mente do paciente, senão a dor persistirá. Aos poucos, os pacientes precisam começar a pensar psicologicamente; de fato, uma vez que o diagnóstico de TMS é feito, não raro os pacientes começam a se recordar de todas as coisas psicológicas que estavam acontecendo em suas vidas quando tiveram crises agudas, como iniciar um novo emprego, casar-se, ter uma doença na família, uma crise financeira, e assim por diante. Ou, ainda, o paciente reconhece que sempre foi preocupado demais, excessivamente consciencioso e responsável, compulsivo e perfeccionista. Esse é o começo da sabedoria, o início do processo de pôr as coisas na perspectiva correta. Nesse caso, é o reconhecimento de que existem distúrbios físicos que desempenham um papel psicológico na biologia humana. Não aceitar esse fato é condenar-se a dor e incapacidade perpétuas.

Característica do início da crise
CRISE AGUDA

A mais comum manifestação da TMS talvez seja — sem dúvida é a mais assustadora — a crise aguda. Ela costuma vir do nada, e a dor geralmente é excruciante, como o exemplo do rapaz citado neste capítulo. O local mais comum dessas crises é a parte inferior das costas, que envolve os músculos lombares e/ou os das nádegas. Qualquer movimento provoca uma nova onda de dor terrível, o que torna essa condição bastante incômoda, para dizer o mínimo. É evidente que os músculos envolvidos sofreram espasmos. Espasmo é um estado de contração extrema (aperto e tensão) dos músculos, uma condição anormal que pode ser absurdamente dolorosa. Quase todo mundo já teve câimbra na perna ou no pé — um espasmo é a mesma coisa, exceto pelo fato de que a câimbra vai parar assim que o músculo em questão for alongado. O espasmo de uma crise de TMS não cede. Quando começa a aliviar, um movimento qualquer pode reiniciá-lo.

Como será descrito no capítulo sobre fisiologia (ver página 73), acredito que a privação de oxigênio é responsável pelo espasmo e também por outros tipos de dores características da TMS. É provável que as conhecidas câimbras nas pernas também sejam resultado de privação de oxigênio — por isso, costumam acontecer na cama, quando a circulação sanguínea desacelera e pode ocorrer um estado sutil e temporário de oxigenação reduzida nos músculos das pernas. O fluxo sanguíneo pode rapidamente voltar ao normal com uma contração do músculo. Com a TMS, no entanto, o fluxo sanguíneo é continuado pela ação dos nervos autônomos e, assim, o estado anormal do músculo persiste.

As pessoas relatam com frequência que, no momento do início da crise, ouvem algum tipo de ruído parecido com um estalo. Os pacientes costumam usar a frase "Minhas costas travaram". Têm certeza de que algo está quebrado. Na verdade, nada quebra, mas o paciente vai jurar que houve algum tipo de dano estrutural. O barulho é um mistério. Pode ser que seja semelhante ao ruído provocado por uma manipulação da coluna, uma espécie de estalo dos dedos, mas nas articulações dos ossos da espinha dorsal. Uma coisa é clara: o barulho não indica nada prejudicial.

Embora a região lombar seja o local mais comum para uma crise aguda, esta pode ocorrer também no pescoço, nos ombros, na parte superior ou inferior das costas. Onde quer que ocorra, é a coisa mais dolorosa que conheço na medicina clínica, o que é irônico, já que é completamente inofensiva.

Não raro, o tronco é distorcido por uma dessas crises. Pode ser curvado para a frente ou para o lado, ou um pouco dos dois. O motivo exato disso e seu mecanismo não são conhecidos. Sem dúvida, é muito perturbador, porém não tem nenhum significado particular.

A duração desses episódios é bem variável, e eles quase sempre deixam a pessoa com uma sensação de medo e apreensão. A percepção comum é de que algo terrível aconteceu e de que é importante tomar muito cuidado para não fazer nada que possa ferir as costas e provocar outra crise.

Se a dor lombar é acompanhada de dor na perna ou no nervo ciático, há ainda maior preocupação e apreensão, pois isso aumenta a possibilidade de hérnia de disco e, portanto, de cirurgia. Nesta era dominada pela mídia, são poucas as pessoas que nunca ouviram falar de hérnia de disco, e essa ideia provoca grande ansiedade, resultando em uma dor ainda maior. Se acaso, no curso da investigação médica, os exames de imagem mostram uma herniação, a apreensão se multiplica. Ademais, se há sensação de dormência ou formigamento na perna ou no pé e/ou fraqueza — que podem ocorrer com a TMS por causa do medo crescente —, definem-se as condições para um episódio de dor bem prolongado. Como será discutido mais adiante, os discos herniados raramente são a causa da dor (veja a página 108).

Não há muito que se possa fazer para acelerar a solução de uma crise dessas. Se a pessoa tem sorte suficiente para saber o que está acontecendo, que se trata apenas de um espasmo muscular e não há nada estruturalmente errado com ela, a crise tem curta duração. Mas esse raramente é o caso. Aconselho meus pacientes a permanecer quietos na cama, talvez tomar um analgésico forte e não ficar agonizando sobre o que pode ter acontecido. Eles são instruídos a continuar testando sua capacidade de se movimentar e não assumir que vão ficar imobilizados por dias ou semanas. Quem consegue superar a apreensão sofre com a crise por um período consideravelmente menor.

INÍCIO LENTO DA CRISE DE DOR

Em mais da metade dos casos de TMS, a dor começa gradualmente — não há nenhum episódio dramático, portanto. Em alguns casos, não há incidente físico ao qual se possa atribuir a dor. Em outros, o início da dor pode suceder um acontecimento físico, mas depois de horas, dias ou até mesmo semanas. Esse padrão é bem comum após um incidente chamado "síndrome do chicote". Um carro é atingido por trás, e sua cabeça vai para trás com força. Exame clínico e radiografias não revelam fratura nem luxação, mas, algum tempo depois, a dor começa, geralmente no pescoço e nos ombros, por vezes na parte central ou inferior das costas. Dor em um braço ou em uma mão também pode ocorrer e, como a ciática, desperta muita ansiedade. Às vezes, a dor começa no pescoço e nos ombros e, em seguida, desce pelo restante das costas. Se a pessoa sabe que se trata de TMS, a situação pode ser relativamente breve. Se for feito algum tipo de diagnóstico estrutural, os sintomas podem se prolongar por muitos meses, ainda que se faça um tratamento.

Momento de início da crise

Em uma crise aguda ou com início lento, por que a dor começa quando começa? Lembre-se de que o incidente físico, não importa quão dramático, é um estopim. A resposta, é claro, será encontrada no estado psicológico da pessoa. Às vezes, a razão é óbvia: uma crise financeira ou de saúde ou um acontecimento que se costuma considerar feliz, como casamento ou nascimento de uma criança. Eu tive um grande número de pacientes altamente competitivos cuja dor começou no meio de uma competição esportiva, como uma partida de tênis. Naturalmente, supuseram que haviam se "machucado". Quando perceberam que tinham TMS, admitiram o quanto estavam ansiosos em relação à competição.

Não é a ocasião em si, mas o grau de ansiedade ou de raiva que ela provoca, que determina se vai haver uma reação física. O importante é a emoção gerada e *reprimida*, pois temos uma tendência internalizada de reprimir emoções desagradáveis, dolorosas ou constrangedoras. Esses sentimentos reprimidos são estímulo para a TMS e outros distúrbios similares. A ansiedade e a raiva são duas dessas emoções indesejáveis das quais preferiríamos não ter consciência, e assim a mente as mantém nos recantos subterrâneos do subconsciente, se possível. Tudo isso é discutido em detalhes no capítulo sobre psicologia. (Veja a página 47.)

Há também quem diga: "Não estava acontecendo absolutamente nada em minha vida quando a crise teve início". Contudo, quando começamos a discutir as provações e tribulações da vida diária, fica claro que essa pessoa está gerando ansiedade o tempo todo. Eu acho que há um acúmulo gradual nessas pessoas até que um limite é alcançado, então os sintomas começam a aparecer. Quando isso é mostrado, esses pacientes têm poucos problemas em reconhecer que são o tipo de pessoa perfeccionista, altamente responsável, o que gera muita raiva e ansiedade subconscientes em resposta às pressões da vida cotidiana.

REAÇÃO DO INÍCIO ATRASADO

Existe outro padrão interessante que vemos com muita frequência. Nesses casos, os pacientes passam por um período de grande estresse que pode durar semanas ou meses, como uma doença na família ou uma crise financeira. Estão fisicamente bem, pois vivem com o problema, porém, uma ou duas semanas depois de tudo acabar, têm uma crise de dor nas costas, aguda ou de início lento. Parece que encaram as adversidades e fazem o que é preciso ser feito para lidar com o problema, mas, uma vez terminada a situação estressante, a ansiedade acumulada ameaça dominá-los, e assim tem início a dor.

Outra maneira de ver isso é achar que essas pessoas não têm tempo para ficar doentes durante a crise, e toda a sua energia emocional é direcionada para lidar com o problema.

Uma terceira possibilidade é que a crise ou situação estressante esteja fornecendo dor e distração emocionais suficientes para que uma dor física não seja necessária. A síndrome da dor parece funcionar para desviar a atenção da pessoa das emoções indesejáveis reprimidas, como ansiedade e raiva. Quando se vive uma crise, há aborrecimento mais que suficiente, por isso a pessoa não tem necessidade de distração.

Seja qual for a explicação psicológica, esse é um padrão comum, e é importante reconhecê-lo para evitar que alguma condição "física" leve a culpa da origem da dor nas costas.

SÍNDROME DAS FÉRIAS OU DO FIM DE SEMANA

O momento que geramos ansiedade depende, principalmente, dos detalhes da nossa estrutura de personalidade. Não raro, as pessoas relatam que quase sempre têm uma crise de dor quando estão de férias; se já têm dor, sentem piora nos fins de semana. Para algumas dessas pessoas, a razão é óbvia: estão muito preocupadas com o trabalho ou negócio quando estão longe. É um pouco como a reação atrasada; enquanto estão no trabalho, podem "queimar" a ansiedade, mas, quando estão longe, supostamente relaxando, a ansiedade se acumula.

Falando em relaxar, muitas vezes ouvimos o conselho "Relaxe", como se fosse uma atitude voluntária. Também existem por aí inúmeras técnicas para promover relaxamento, como drogas, meditação e treinamento em *biofeedback*,[1] para citar algumas. No entanto, a menos que o processo de relaxamento tenha sucesso na redução da ansiedade e da raiva reprimidas, as pessoas desenvolverão condições como TMS e dores de cabeça tensionais, apesar da tentativa de induzir o relaxamento. Algumas pessoas não sabem como deixar suas preocupações diárias para trás e mudar a atenção para algo prazeroso. Lembro-me de uma paciente que disse que sua dor invariavelmente começava quando ela tomava uma bebida e se sentava para relaxar.

Vi um jovem que ilustrou muito bem a síndrome das férias. Ele descreveu ter estado sob muito estresse por um longo tempo, mas sem nenhuma dor nas costas. Foi só quando estava em sua lua de mel que acordou certa noite com um "sonho torturante", seguido imediatamente

---

[1]. Trata-se de um método terapêutico criado na década de 1960 que, por meio de informações coletadas por aparelhos sensórios eletrônicos, dá à pessoa a capacidade de, voluntariamente, autorregular suas reações físicas e emocionais. (N. T.)

de um espasmo intenso nas costas que, disse ele, "travou completamente minhas costas". Claro, poderia ter sido em razão das tensões e dificuldades por ter casado havia pouco tempo, mas ele era um tipo extremamente conscencioso, e eu estava inclinado a conectar a crise com seu trabalho.

Ele ainda tinha sintomas, quando o vi três meses depois, sem dúvida pelo fato de uma ressonância magnética ter revelado uma hérnia de disco na extremidade inferior da coluna e, por isso, a possibilidade de cirurgia havia sido discutida. (Uma ressonância magnética é um procedimento avançado de diagnóstico, capaz de produzir uma imagem dos tecidos moles do corpo, permitindo detectar a presença de elementos como tumores ou hérnias de disco.)

Entretanto, ele leu meu livro sobre TMS, achou que se enquadrava bem nos pacientes descritos e foi se consultar comigo. O exame foi conclusivo: TMS. Na verdade, mostrou que seus sintomas não poderiam ser causados pela hérnia de disco, pois apresentava fraqueza em dois conjuntos de músculos da perna, algo que a hérnia de disco não poderia ter causado. Apenas o envolvimento do nervo ciático, como é típico na TMS, poderia ter produzido esse quadro neurológico. De qualquer forma, ele ficou encantado ao saber que a TMS era a base para seus problemas nas costas e teve uma rápida recuperação.

Outra explicação — que muitas vezes é difícil de as pessoas aceitarem — é que existem grandes fontes de ansiedade e raiva em suas vidas pessoais, como casamento ruim, problemas com filhos, cuidar de um idoso. Vimos numerosos exemplos disso: mulheres presas em casamentos ruins e insuportáveis que ainda não são capazes de abandonar por causa de uma dependência emocional e/ou financeira do marido; pessoas que se sentem perfeitamente competentes no que fazem para ganhar a vida, mas que não conseguem lidar com um cônjuge ou filho difícil.

Lembro-me de uma mulher com um problema de dor persistente que vivia com um irmão muito difícil. Apesar da psicoterapia, a dor continuava. Certo dia, ela me contou que havia feito uma coisa muito incomum: tinha ficado furiosa com o irmão, havia gritado e berrado com ele e saído de casa batendo a porta. Então sua dor desapareceu. Infelizmente, ela não conseguiu manter sua postura firme e a dor voltou.

SÍNDROME DAS GRANDES CELEBRAÇÕES

Com frequência, ouvimos dizer que grandes celebrações — como Páscoa, Natal e Ano-Novo — podem ser estressantes. O que deveria ser um momento de relaxamento e diversão muitas vezes acaba sendo desagradável para algumas pessoas. Fiquei impressionado com o fato de muitos pacientes relatarem o início de crises de TMS antes, durante ou logo depois das principais festas.

A razão é óbvia: grandes celebrações geralmente significam muito trabalho, especialmente para as mulheres, que assumem a responsabilidade, em nossa cultura, de organizar e realizar as festividades. E, claro, a sociedade exige que isso seja feito com alegria e sorrisos. Geralmente, as mulheres nem fazem ideia de que estão gerando grande quantidade de ressentimento, e o início da dor é uma grande surpresa.

Histórico da TMS

Quais são os padrões costumeiros da TMS? O que acontece, depois de um tempo, se uma pessoa segue assombrada por esse distúrbio?

CONDICIONAMENTO

Para compreender esse assunto, é essencial conhecer um fenômeno muito importante chamado *condicionamento*. Um termo mais moderno que significa a mesma coisa é *programação*. Todos os animais, inclusive os humanos, são condicionáveis. O fenômeno é mais conhecido pelo experimento relatado pelo fisiologista russo Ivan Pavlov,[2] a quem se credita a descoberta do condicionamento. Sua experiência demonstrou que os animais desenvolvem associações que podem produzir reações físicas automáticas e consistentes. No estudo, ele tocava uma sineta toda vez que alimentava um grupo de cachorros. Depois de repetir a ação algumas vezes, descobriu que os cachorros salivavam ao toque da sineta mesmo sem haver comida. Ou seja, ficaram condicionados a ter uma reação física sempre que ouviam a sineta.

O processo de condicionamento, ou programação, parece ser muito importante para determinar quando a pessoa com TMS terá dor. Por

---

2. Ivan Pavlov (1849-1936) foi um fisiologista russo que ficou famoso por seu estudo a respeito do reflexo condicionado — respostas fisiológicas aprendidas. (N. T.)

exemplo, uma queixa comum de pessoas com dor lombar é que, invariavelmente, é causada pelo ato de sentar-se. Essa é uma atividade muito benigna, e a pessoa se ilude ao achar que inicia a dor. Entretanto, o condicionamento ocorre quando duas coisas acontecem simultaneamente, então é fácil imaginar que, em algum momento no início da experiência com TMS, a pessoa tem dor ao sentar-se. O cérebro faz a associação entre sentar e a presença de dor, e essa pessoa está agora programada para esperar sentir dor ao sentar-se. Em outras palavras, a dor ocorre por causa de sua associação subconsciente com a posição sentada, e não porque sentar faz mal para as costas. Essa é uma das maneiras possíveis de estabelecer uma resposta condicionada. Deve haver outras que desconheço, já que sentar-se é um problema tão comum para pessoas com dor lombar. Assentos de carro têm má reputação, então as pessoas já esperam sentir dor ao entrar em um carro.

Muitas vezes as pessoas são programadas para ter dor com base em coisas que ouviram ou foram contadas por um médico. "Nunca curve o corpo" significa que o início da dor é uma certeza quando a pessoa curvar o corpo, embora nunca tenha sentido dor com isso antes. Alguém diz que se sentar comprime a extremidade inferior da coluna — então, é claro, deve doer ao sentar-se. Ficar muito tempo de pé, erguer e carregar peso... Tudo isso tem má reputação e será rapidamente condicionado ao padrão do paciente.

Diversas pessoas relatam que caminhar alivia a dor; outras dizem que andar a provoca. Algumas sentem muita dor à noite e não conseguem dormir. Um homem trabalhou muito o dia inteiro carregando bastante peso e nunca sentia uma pontada de dor, mas toda noite acordava por volta das três da manhã com uma dor intensa que persistia até sair da cama. Claramente uma reação condicionada.

Outras pessoas relatam que dormem bem, mas a dor aparece assim que acordam e saem da cama. Nesses pacientes, a dor geralmente aumenta em gravidade com o passar do dia.

Com base no histórico e no exame físico, todas essas pessoas têm TMS, mas são programadas para acreditar que sofrem de outra coisa. O que dá grande apoio à ideia de que essas reações são condicionadas é o fato de desaparecerem em algumas semanas, à medida que os pacientes passam pelo meu programa de tratamento. Se houvesse uma base estrutural, não iriam embora após o tratamento (que consiste, principalmente, em palestras) — e é isso o que acontece com pacientes tratados com sucesso. O condicionamento é quebrado pelo processo educacional.

Não se pode enfatizar demais a importância do condicionamento na TMS, pois explica muitas das reações que os pacientes não compreendem. Se alguém disser "Consigo levantar um peso muito leve, mas qualquer coisa acima de cinco quilos causa dor", significa que a dor não pode ter base em fundamentos estruturais. Ou este exemplo: uma mulher que era capaz de curvar o corpo e tocar a palma das mãos no chão, sem dor, me disse que sempre sentia dor ao calçar os sapatos!

Muitas dessas respostas condicionadas se originam no medo que as pessoas desenvolvem quando têm dor nas costas, especialmente na região lombar. Elas foram informadas e leram que as costas são frágeis e vulneráveis e que se ferem com facilidade, por isso, se tentam fazer algo vigoroso, como correr, nadar ou passar o aspirador de pó na casa, suas costas começam a doer. Aprenderam a associar a atividade à dor; como esperam a dor, é o que acontece. Isso é condicionamento.

A postura ou atividade específica que traz a dor, por si só, não é relevante. O essencial é saber que essa relação foi programada como parte da TMS e, portanto, tem significado psicológico, e não físico.

PADRÕES COMUNS DA TMS

Talvez o padrão mais comum seja para a pessoa que sofre com *crises agudas recorrentes*, como descrito anteriormente. Essas crises podem durar de dias a semanas ou até mesmo meses, mas a dor mais aguda cede depois de alguns dias. Essas pessoas tradicionalmente são tratadas com repouso, analgésicos e anti-inflamatórios, administrados por via oral ou injeção. Se o paciente é hospitalizado, frequentemente a tração é empregada, mas seu objetivo é imobilizar o paciente, e não separar os ossos da coluna, pois isso não poderia ser feito com os pesos usados. Eu não instruo meus pacientes sobre o que fazer em caso de uma crise aguda, pois o objetivo de meu programa é fazer as crises não ocorrerem — ou seja, a proposta é evitá-las. No entanto, vez ou outra sou chamado a aconselhar alguém que está em uma crise aguda; como dito anteriormente neste capítulo, é essencialmente uma questão de esperar passar.

Eu posso até prescrever um analgésico forte, mas não um anti-inflamatório, já que não há inflamação.

A ironia da experiência habitual com uma dessas crises é que a maioria dos pacientes ficaria melhor se não consultasse ninguém. Isso é insensato, no entanto, porque, de vez em quando, pode haver algo fisiologicamente importante acontecendo, e por isso a pessoa precisa ser examinada por um médico. Supondo que não haja nada verdadeiramente sério, como um tumor, o diagnóstico usual é alguma anormalidade estrutural na coluna. Um diagnóstico assustador (doença degenerativa do disco, hérnia de disco, artrite, estenose espinhal ou síndrome facetária), os terríveis alertas sobre o que acontecerá se o paciente não repousar o suficiente e o aviso de que o paciente nunca mais vai poder correr ou usar um aspirador de pó ou jogar boliche ou tênis são combinações perfeitas para a dor multiplicada e persistente.

O espírito humano, contudo, é mais ou menos indomável, e os sintomas acabam por desaparecer, resultando em uma pessoa essencialmente livre de dor, mas permanentemente marcada — não física, mas emocionalmente. Exceto por alguns poucos corajosos, a maioria das pessoas que tiveram esse tipo de crise nunca mais se envolve em atividade física vigorosa com a mente tranquila. Foram sensibilizadas pela experiência e por tudo o que supostamente vem junto e entendem que, em maior ou menor grau, sofreram alterações permanentes. Temem outra crise, que eventualmente chega. Pode ser seis meses ou um ano depois, mas a profecia é cumprida e o temido evento ocorre de novo. Como antes, a pessoa geralmente atribui a crise a algum incidente físico. Dessa vez, pode haver dor nas pernas, assim como dor nas costas, e agora fala-se de cirurgia, se houver uma hérnia de disco na ressonância magnética ou na tomografia computadorizada. (Tomografia computadorizada é uma técnica avançada de radiografia que, assim como a ressonância magnética, pode dar informações sobre tecidos moles e ossos.) Isso tudo aumenta ainda mais a ansiedade, e a dor pode ficar mais grave.

Esse padrão de repetição de crises agudas é bastante comum. Com o passar do tempo, as crises tendem a vir com mais frequência, a ser mais severas e a durar mais. A cada nova crise, o medo aumenta e há uma tendência crescente de limitar as atividades físicas. Alguns pacientes ficam praticamente incapacitados com o passar do tempo.

A meu ver, as restrições físicas e o medo da atividade física representam o pior aspecto dessas síndromes dolorosas. Estão sempre presentes, embora a dor possa ir e vir, e têm um efeito profundo em todos os campos da vida: trabalho, família, lazer. De fato, conheço pacientes com TMS que eram muito mais incapacitados em relação a suas vidas diárias que pacientes com paralisia nas pernas. Muitos destes últimos vão sozinhos para o trabalho todos os dias, criam famílias e, em todos os sentidos, levam uma vida normal, exceto que estão em cadeiras de rodas. O paciente com TMS grave pode ter de ficar na cama a maior parte do dia por causa da dor.

Eventualmente, a maioria das pessoas que têm crises recorrentes desenvolverá um *padrão crônico*. Elas começarão a sentir dores o tempo todo, geralmente leves, mas exacerbadas por uma variedade de atividades ou posturas às quais se tornaram condicionadas. "Eu posso deitar do meu lado esquerdo, mas não do meu lado direito"; "Preciso sempre ter um travesseiro entre meus joelhos para dormir"; "Nunca vou a lugar algum sem minha almofada de assento"; "Meu colete dorsal (ou colar cervical) é absolutamente essencial para que eu não sinta dor"; "Se fico sentada por mais de cinco minutos, tenho muita dor"; "Eu só posso me sentar em cadeiras com assento duro e encosto reto"; e assim por diante.

Para algumas pessoas, a dor se torna o foco de suas vidas. Não é incomum ouvir alguém dizer que a dor é a primeira coisa sobre a qual toma consciência ao acordar pela manhã e a última coisa em que pensa quando vai dormir. As pessoas ficam obcecadas com isso.

Há grande variedade nas manifestações da TMS. Há quem tenha um pouco de dor o tempo todo com diferentes graus de restrição física. Outros têm crises agudas ocasionais, mas vivem vidas praticamente normais, com pouca ou nenhuma restrição.

O que tenho descrito são as manifestações mais comuns de TMS e as mais dramáticas: as da região lombar e das pernas. No entanto, um episódio grave envolvendo pescoço, ombros e braços também pode ser muito dramático — e causar restrições físicas. Eis um exemplo típico:

O paciente era um homem de meia-idade que havia sofrido crises recorrentes de dor no pescoço e nos ombros, bem como dor, dormência e formigamento nas mãos por cerca de três anos antes de conhecê-lo. O episódio que o levou a mim havia começado por volta de oito meses antes, com uma dor no braço esquerdo. Ele se consultou com dois neurologistas, passou por uma variedade de testes sofisticados e foi informado de que a dor era resultado de um "problema de disco" no pescoço. Houve debate se deveria fazer uma cirurgia de imediato; ele foi avisado de que poderia ficar paralisado se não fizesse a cirurgia. Não surpreendentemente, a dor se espalhou do braço até o pescoço e as costas; ele era incapaz de esquiar ou jogar tênis, dois de seus esportes favoritos. Estava muito assustado.

Meu exame revelou que ele tinha TMS e que não havia anormalidades neurológicas. Felizmente, um terceiro neurologista concluiu que não havia base estrutural para sua dor, então ele foi capaz de aceitar o diagnóstico de TMS com a mente tranquila. Passou por meu programa de tratamento e, em poucas semanas, ficou livre da dor e conseguiu retomar suas atividades esportivas habituais. Ele não teve recorrência da dor.

Às vezes, o problema está nos ombros ou nos joelhos. Para quem tenta ser fisicamente ativo, a dor no joelho pode ser muito debilitante. Eu tive um episódio dessa dor e consigo atestar que pode ser assustador, persistente e restritivo. Qualquer um dos tendões ou dos ligamentos dos braços e das pernas e qualquer um dos músculos ou nervos do pescoço, dos ombros, das costas e das nádegas podem estar envolvidos na TMS.

Embora devamos identificar as estruturas envolvidas em cada caso, essa é a parte menos importante da consulta. Cada encontro com um paciente é uma excursão à vida dele. Depois de termos estabelecido quais partes do corpo estão envolvidas, essa informação deve ser posta de lado, pois não trabalhamos diretamente nos músculos, nervos e ligamentos. Devemos abordar algo na vida emocional dessa pessoa que pode ter provocado o aparecimento dos sintomas.

Lembro-me do caso de um homem que, financeiramente, se encontrava bem de vida o suficiente para se aposentar cedo e que pouco depois desenvolveu a síndrome da dor que eu tratei. Enquanto conversávamos, ficou claro que, desde sua aposentadoria, ele tinha se preocupado com diversos problemas familiares, houvera algumas mortes na família, estava aflito com a saúde do negócio que tinha deixado (nas mãos de parentes), havia começado a questionar sua vida agora que estava aposentado e, pela primeira vez, pensava no envelhecimento e na morte. Sua preocupação, consciente e inconscientemente, com esses assuntos produziu uma ansiedade (e raiva) suficiente para dar início à TMS. A medicina convencional havia atribuído sua dor a uma coluna envelhecida, e o tratamento para isso naturalmente falhara. Ele tinha TMS; seus problemas não estavam em sua coluna... estavam em sua vida.

Em resumo, a TMS pode envolver músculos posturais, nervos que estão dentro e ao redor desses músculos e uma variedade de tendões e ligamentos dos braços e das pernas. Nas áreas envolvidas, o paciente apresenta dor, possível sensação de entorpecimento e/ou fraqueza. Existem muitos padrões e localizações diferentes de sintomas e uma considerável alternância na gravidade deles, variando desde um leve incômodo até uma incapacidade quase total.

Crises recorrentes, medo de recorrência e de atividade física e falha em encontrar tratamentos bem-sucedidos caracterizam a TMS.

Os sintomas de dor, dormência, formigamento e fraqueza são indicados pelo cérebro para sugerir que algo está fisicamente errado. Para a maioria das pessoas, praticantes e leigos, "fisicamente errado" significa lesão, fraqueza, incompetência e degeneração — de forma isolada ou combinada. Para reforçar essa visão dos sintomas, a dor em geral começa associada a alguma atividade física (quanto mais vigorosa, melhor). O paciente não pode deixar de concluir que se feriu ou teve algo deslocado. "Minhas costas travaram" é uma descrição comum do evento.

Outra coisa muito importante que reforça a ideia de incompetência estrutural é a tendência poderosa de as pessoas serem programadas para temer uma variedade de coisas simples e comuns, como se sentar, ficar muito tempo em pé, curvar o corpo e levantar peso.

A rede de sintomas, medos e alterações no estilo de vida e nas atividades diárias tem como efeito alguém cuja atenção é fortemente focada no corpo. Como será visto nos capítulos seguintes, esse é o propósito da síndrome: criar uma distração para que emoções indesejáveis possam ser evitadas. Parece um preço alto a pagar, mas o funcionamento interno da mente não é conhecido de verdade, e podemos apenas suspeitar que exista uma profunda aversão a sentimentos amedrontadores e dolorosos.

2. PSICOLOGIA DA TMS

As síndromes de dor no pescoço, nos ombros e nas costas não são problemas mecânicos a serem curados por meios mecânicos. Têm a ver com os sentimentos das pessoas, sua personalidade e as vicissitudes da vida. Se isso é verdade, o manejo convencional dessas síndromes dolorosas é uma farsa médica. Os diagnósticos médicos tradicionais concentram-se na máquina, no corpo, enquanto o problema real parece estar relacionado ao que faz a máquina funcionar: a mente. A síndrome de tensão mioneural (TMS) é caracterizada por dor física, mas esse desconforto agudo é induzido por fenômenos psicológicos, em vez de ser provocado por anormalidades estruturais ou deficiência muscular. Esse é um ponto extremamente importante, e seu funcionamento será esclarecido nas próximas páginas. Mas, antes, seguem algumas definições para que possamos garantir que os termos usados aqui estão claros.

Tensão
Tensão é uma palavra amplamente usada e que tem diferentes significados dependendo de quem a usa; em meu trabalho e neste livro, o distúrbio é chamado síndrome de tensão mioneural (TMS). A palavra *tensão* é usada aqui para se referir às emoções que são geradas na mente inconsciente e que, em grande medida, permanecem lá. Esses sentimentos são o resultado de uma interação complicada entre diferentes partes de nossa mente e entre ela e o mundo exterior. Muitos deles são desagradáveis, dolorosos ou vergonhosos, e de algum modo inaceitáveis para nós e/ou para a sociedade, e, por isso, os *reprimimos*. Os tipos de sentimentos referidos são ansiedade, raiva e baixa autoestima (sentimento de inferioridade). São reprimidos porque a mente não quer que os experimentemos nem que sejam vistos pelo mundo exterior. É provável que, se fosse dada uma escolha consciente, a maioria de nós decidiria lidar com os sentimentos ruins; mas, do modo como a mente humana é constituída, tais sentimentos são reprimidos imediata e automaticamente — quer a pessoa escolha isso, quer não escolha.

Em suma, a palavra *tensão* será usada aqui para se referir a emoções reprimidas e inaceitáveis.

Estresse

A palavra *estresse* é frequentemente confundida com tensão e parece representar algo emocionalmente negativo. Eu gosto de usá-la para me referir a qualquer fator, influência ou condição que teste, force ou, de alguma forma, pressione o indivíduo. Podemos nos estressar física ou emocionalmente. O calor e o frio excessivos são estressores físicos; um trabalho exigente e problemas familiares são estressores emocionais. O estresse envolvido na TMS leva a reações emocionais que são reprimidas.

Acredita-se que o trabalho do doutor Hans Selye primeiro chama a atenção para como o estresse afeta o corpo; sua pesquisa e seus textos foram prolíficos e representam uma das maiores conquistas da medicina no século xx. A definição do doutor Selye de *estresse biológico* é "a resposta inespecífica do corpo a qualquer demanda que lhe é feita".

Em relação ao indivíduo, o estresse pode ser externo ou interno. Exemplos de estresse externo são trabalho, problemas financeiros, doença, mudança de emprego ou de casa, cuidado de crianças ou de idosos. No entanto, os estressores internos parecem ser mais importantes na produção de tensão. Esses são atributos de personalidade próprios da pessoa, como ser consciencioso, perfeccionista, exigente, e assim por diante. As pessoas costumam dizer que têm um trabalho muito estressante e que por isso estão tensas. Entretanto, se não estivessem preocupadas em fazer um bom trabalho, se não estivessem tentando ter sucesso, ir mais longe e se destacar, não gerariam tensão. Muitas vezes, essas pessoas são altamente competitivas e determinadas a avançar. Em geral, são mais críticas de si mesmas do que os outros.

Uma dona de casa, mãe, com uma personalidade parecida se estressa da mesma maneira que alguém do mundo corporativo, mas o foco de suas preocupações é a família. Ela se preocupa com os filhos, o marido e os pais. Quer o melhor para todos e fará tudo o que estiver a seu alcance para tornar isso realidade. Ela também pode dizer que acha importante que todo mundo goste dela, que fica muito chateada se sentir que alguém está descontente com ela. (Essa compulsão para agradar, é claro, não se limita às mulheres; recentemente, um homem de meia-idade expressou sentimentos idênticos em meu consultório.)

O estresse, portanto, está fora do que poderíamos chamar de núcleo interno da estrutura emocional, e é composto de tensões e pressões da vida diária e, mais importante, de aspectos da personalidade do indivíduo. E o estresse leva a tensão (sentimentos reprimidos, inaceitáveis). Agora, vamos dar uma olhada mais de perto na personalidade.

Mente consciente

A parte de sua personalidade que você conhece está na mente consciente; é o reino das emoções que pode sentir. Você se sente triste, contente, alegre, deprimido; também sabe que é conscencioso, trabalhador, preocupado, talvez compulsivo e perfeccionista. Pode perceber que muitas vezes é irritável ou está ciente de que precisa se afirmar. Um homem pode ter fortes sentimentos de superioridade masculina e estar ciente disso — e até orgulhoso. Essas emoções compõem a mente consciente e parecem determinar o que fazemos em nossa vida e como nos conduzimos. Mas será que fazem isso mesmo? Muitas vezes, essas características externas refletem impulsos internos dos quais podemos estar totalmente inconscientes, por isso é importante olhar para a mente inconsciente, como faremos adiante.

Muitas pessoas com TMS estão conscientes de ter características de personalidade conscientes. Com frequência, referem-se a si mesmas como pessoas do tipo A, classificação retirada do trabalho dos doutores Meyer Friedman e Ray Rosenman, que descreveram o tipo de pessoa propensa a ter doença arterial coronariana em seu livro *Type A behavior and your heart*.[1] O que descreveram é alguém muito ambicioso e obcecado pelo trabalho ao extremo. Tal pessoa pode alegar trabalhar dezoito horas por dia sem nunca se sentir cansada.

Isso não é característico de quem tem TMS. Embora trabalhe com firmeza, há consciência das limitações e, certamente, da consciência de si mesmo como um ser emocional. Tenho a impressão de que a verdadeira pessoa do tipo A não está nem um pouco em contato consigo

---

1. M. Friedman e R. Rosenman, *Type A behavior and your heart*, Nova York, Random House, 1974. No Brasil, o livro foi lançado com o título *O tipo A: seu comportamento e seu coração* (Rio de Janeiro, Nova Fronteira, 1976).

mesma emocionalmente. Tal pessoa tende a negar sentimentos como se fossem um sinal de fraqueza. O fato de haver uma diferença importante entre o paciente com TMS e a pessoa do tipo A baseia-se na observação de que é raro os pacientes com TMS terem histórico de doença arterial coronariana ou de a terem desenvolvido mais tarde. Houve alguns, é claro, mas nada como o número de pacientes que tiveram outras coisas, como problemas estomacais, colite, rinite alérgica, cefaleia tensional, enxaqueca, acne, urticária e muitas outras condições que parecem estar relacionadas à tensão. Esses problemas parecem ser equivalentes à TMS e refletem um nível mais baixo de compulsão que o da pessoa do tipo A.

As características de personalidade de que estamos cientes representam apenas uma parte de nossa constituição emocional e podem ser menos importantes do que aquilo que é inconsciente.

Mente inconsciente

O termo *inconsciente* tem outro uso infeliz: estar fora de contato, como no sono ou quando o cérebro está danificado. No entanto, está firmemente entrincheirado na literatura psicológica como se referindo àquela parte da atividade emocional da qual geralmente não nos damos conta, e devemos, portanto, usar esse termo ao discutir emoções. Provavelmente nos sentiríamos mais à vontade com a palavra *subconsciente*, que será usada quando falarmos de coisas que estão abaixo do nível de consciência e que não são as emoções.

O inconsciente é subterrâneo, o reino do oculto e misterioso e o lugar onde todo tipo de sentimento pode residir — nem todos lógicos, nem todos agradáveis e alguns até francamente assustadores. Por meio dos sonhos, temos alguma pista do tipo de coisas que habitam nosso inconsciente. Alguém disse que todas as noites, quando vamos dormir, ficamos loucos de um jeito discreto e seguro, porque é nessa hora que os restos de comportamentos infantis, primitivos e selvagens que fazem parte do repertório emocional de todas as pessoas podem se revelar sem serem monitorados pela mente consciente, desperta. O inconsciente é o repositório de todos os nossos sentimentos, independentemente de sua aceitação social ou pessoal. Conhecer o inconsciente é extremamente importante, pois o que acontece lá dentro pode ser responsável por aquelas características de personalidade que nos conduzem a comportamentos que temos quando acordados — o inconsciente é onde a TMS e outras desordens como ela têm origem.

É interessante que a maioria esmagadora de atividades emocionais e mentais ocorre abaixo do nível de consciência. A mente humana é como um *iceberg*: a parte da qual temos ciência, a mente consciente, representa um pedaço muito pequeno do todo. É no subconsciente que ocorre todo o complicado processamento de informações que nos permite, por exemplo, gerar linguagem escrita e oral, pensar, raciocinar, lembrar; em suma, fazer a maioria das coisas que nos identificam como seres humanos. Nossa capacidade de entender o que vemos, reconhecer rostos e dezenas de outras atividades mentais que tomamos como certas é resultado de uma atividade cerebral da qual não temos consciência.

Provavelmente, a maioria das reações emocionais ocorre no inconsciente. Alguns sentimentos permanecem lá porque são reprimidos, e são eles os responsáveis pela sequência de eventos que causam a TMS. Essa condição começa e termina no inconsciente.

A propósito, devemos fazer uma distinção, como Sigmund Freud fez há muito tempo, entre itens mentais que não são conscientes, mas que podem ser trazidos à consciência com esforço, como as coisas em nossas memórias — Freud chamou esse domínio mental de *pré-consciente* —, e coisas no inconsciente, que não estão disponíveis nem podem ser recuperadas. Simplesmente não sabemos que estão lá.

Para entender melhor como e por que a TMS tem início, é essencial observar alguns desses processos emocionais inconscientes.

BAIXA AUTOESTIMA

Acho quase chocante perceber como é comum as pessoas terem sentimentos de inferioridade em seu íntimo. Deve haver uma razão cultural para isso que se reflete na forma como somos educados na infância e, consequentemente, em como nos desenvolvemos. Esse é um assunto que deveria ser estudado intensivamente, e sem dúvida será. Esses sentimentos de inferioridade são profundos e ocultos, mas se revelam por meio de nosso comportamento. Em geral, compensamos os sentimentos ruins, então, se nos sentimos fracos, agimos com força. Isso foi lindamente ilustrado há muitos anos, quando um autoproclamado "durão" ficou sob meus cuidados por ter uma dor nas costas incapacitante. A equipe informou que ele constantemente se gabava de suas proezas no combate corpo a corpo, em questões financeiras e com mulheres. No meu consultório, ele chorou de modo inconsolável por sua incapacidade de lidar com a dor nas costas. Em termos emocionais, não passava de um garotinho tentando desesperadamente provar a si mesmo e ao mundo o quão durão era.

É provável que, para a maioria de nós, a necessidade compulsiva de obter sucesso e conquistas seja um reflexo de sentimentos profundos de inferioridade. De onde quer que venha, a necessidade de realizar ou cumprir algum papel ideal, como ser o melhor pai ou mãe, estudante ou trabalhador, é muito comum em pessoas que têm TMS.

Um exemplo típico foi um paciente que, por meio do trabalho compulsivo, estabeleceu um negócio de muito sucesso e tornou-se o patriarca e benfeitor de sua família, que era grande. Ele gostou do papel que exercia, mas sentiu profundamente a responsabilidade. Durante sua vida adulta inteira, teve dor lombar, que resistiu a todas as tentativas de tratamento. Quando o vi, os padrões de dor estavam arraigados profundamente e faziam parte de sua vida cotidiana. Ele entendeu o conceito de dor induzida por tensão, mas foi incapaz de apagar os padrões de tantos anos. Achava que era velho demais para começar psicoterapia, o que geralmente é indicado para pacientes assim. O principal benefício que ele obteve do tratamento foi a garantia de que não havia nada de estruturalmente errado em suas costas.

Outro paciente era um jovem de vinte e poucos anos que teve seu primeiro filho pouco antes de abrir uma nova filial do negócio da família. A imposição simultânea dessas novas responsabilidades nesse jovem tão conscencioso induziu dor lombar grave por causa de TMS. Assim que percebeu que a fonte de seus sintomas era a tensão interior, a dor desapareceu. Como será visto mais adiante, a conscientização é a chave para a recuperação da TMS.

O que essas duas pessoas tinham em comum era um grande senso de responsabilidade e um forte impulso interno para ter sucesso nos negócios e na família. Essas pessoas não precisam ser monitoradas; elas mesmas se motivam, se disciplinam e atuam como seus críticos mais severos.

As pessoas que sofrem de TMS costumam ser altamente competitivas, com foco em sucesso e conquistas, e muito bem-sucedidas. Em nossa cultura, o sucesso geralmente exige a capacidade de competir de forma eficaz, e elas fazem isso. Estão acostumadas a colocar uma grande pressão sobre si mesmas e, não raro, sentem que não fizeram o bastante.

Às vezes, o perfeccionismo se manifesta de maneiras incomuns. Eu me lembro de ter visto um jovem que havia crescido em uma fazenda. Ele contou que, quando leu meu primeiro livro, não viu como esse perfeccionismo se aplicava a ele, até que percebeu que tinha uma compulsão poderosa para empilhar os fardos com perfeição.

A esta altura, você deve estar coçando mentalmente a cabeça e se perguntando por que trabalhar muito, ser consciencioso, compulsivo e perfeccionista provoca TMS. É claro que existe uma relação entre essas características de personalidade e essa síndrome dolorosa. Mas qual? Para entender, precisamos falar de ansiedade e raiva.

ANSIEDADE E RAIVA

Embora não seja treinado em psicologia ou psiquiatria, estou ciente de que meus conceitos e explicações sobre o que acontece nesse processo psicofisiológico podem soar ingênuos para profissionais nesses campos. No entanto, este é um livro para o público geral, e a falta de jargões e conceitos complexos provavelmente será bem-aceita. Apesar de minha falta de treinamento nesses campos, o que tenho observado sobre a natureza dessa síndrome dolorosa e de suas causas deve ser levado a sério pelos profissionais da psicologia. Estamos lidando com o território quase totalmente inexplorado entre o que é puramente mental-emocional e o que é físico. Há um elo poderoso e importante que, infelizmente, a ciência médica contemporânea (com algumas exceções notáveis) não está disposta a explorar. A razão dessa relutância é discutida no capítulo 7, "Corpo e mente". Minha experiência no diagnóstico e tratamento da TMS lança alguma luz sobre o que está acontecendo no misterioso domínio em que o emocional e o físico se conectam.

A raiva e a ansiedade são discutidas juntas, pois penso que estão intimamente relacionadas e são os principais sentimentos reprimidos causadores de TMS e outros distúrbios similares.

Era óbvio, desde o início de minha experiência com TMS, que a maioria dos pacientes compartilhava essas características de personalidade. Aqueles que negaram possuir qualquer uma dessas características acabaram admitindo que tinham muitas preocupações emocionais, mas tendiam a negá-las e "tirá-las da cabeça".

Com esse repertório de traços de personalidade, não foi difícil postular que a ansiedade era responsável pela TMS, uma vez que o indivíduo ficaria ansioso sobre o desenrolar das coisas. A ansiedade é um fenômeno exclusivo do humano intimamente relacionado ao medo, mas muito mais sofisticado, pois está enraizado em uma capacidade que os animais não têm: a capacidade de antecipar. Ela surge em resposta à percepção de perigo e é lógica, a menos que a percepção seja ilógica, o que acontece com frequência. A pessoa ansiosa tende a antecipar o perigo, e ele geralmente é pouco importante ou nem sequer existe. Essa é a natureza do animal humano. No entanto, muitas vezes ele não está ciente dessa ansiedade, pois ela é gerada no inconsciente por meio de sentimentos que são, em grande parte, inconscientes e ficam mantidos ali por meio do conhecido mecanismo da *repressão*. Por causa da natureza desagradável, constrangedora e muitas vezes dolorosa desses sentimentos e da ansiedade que geram, há uma forte necessidade de mantê-los fora da consciência — justamente o propósito da repressão. Como será visto mais adiante, a TMS ajuda no processo de repressão.

NARCISISMO

O papel da baixa autoestima foi descrito antes. Ao lado desse sentimento enterrado fundo há outro de igual importância: o *narcisismo*. Refere-se à tendência humana de amar a si mesmo — isto é, de ser egocêntrico em um grau excessivo. A evolução da cultura nos Estados Unidos parece ter produzido pessoas que são muito mais orientadas para o individual que para o coletivo. Ouvi dizer que muitas das línguas indígenas americanas não tinham pronomes para *eu* e *mim* por causa de um poderoso senso de comunidade e de pertencimento a algo maior do que elas mesmas. Em contrapartida, os americanos contemporâneos acreditam no individualismo e têm grande admiração pela pessoa que "se vira sozinha". Contudo, o outro lado dessa moeda é que o indivíduo pode ficar excessivamente focado em si mesmo e, se não for motivado por ideais grandiosos, tender a ganância e avareza. É chocante e revelador contemplar membros respeitados da comunidade empresarial ou do governo engajados em atos criminosos, mas não é surpreendente quando se considera que essa é uma extensão lógica das tendências narcisistas de hoje.

RAIVA

O narcisismo existe em variados níveis em todos os seres humanos. Quando é forte, pode causar problemas, pois significa que a pessoa fica facilmente irritada, muitas vezes frustrada pelo contato com pessoas que não seguem suas ordens ou não o fazem direito. O resultado é a raiva, e, se a pessoa é muito narcisista, pode sentir raiva o tempo todo sem nunca saber, pois, assim como a ansiedade, esse sentimento foi reprimido. Está tudo na mente inconsciente.

Eis aqui um aparente paradoxo. Por um lado, temos uma baixa autoestima; por outro, nosso narcisismo nos leva a ter comportamentos emocionais como os de um monarca ditador. É a história do príncipe e do plebeu: eles são a mesma pessoa. Esses sentimentos de espectros tão diferentes são lados opostos de uma mesma moeda, embora possa parecer estranho que costumem coexistir.

Como isso é típico da mente humana. Parece ser um depósito de sentimentos e tendências muitas vezes conflitantes, a maioria dos quais desconhecemos por completo.

Estamos com raiva por outras razões. De fato, qualquer coisa que nos faz ansiosos (tudo inconscientemente) tende a nos deixar com raiva também. Você está tentando fazer um bom trabalho, espera que tudo fique bem (ansioso), mas também se ressente com os problemas que deve enfrentar, como outras pessoas e suas necessidades (raiva).

Embora com frequência a produção de ansiedade e raiva seja relacionada ao trabalho, os relacionamentos pessoais são uma fonte igualmente comum de emoções reprimidas. A dinâmica familiar muitas vezes produz problemas sérios que podem não ser identificados por causa de sua sutileza.

Uma de minhas pacientes era uma mulher de quarenta e poucos anos que havia tido uma adolescência protegida e cerceada, um casamento precoce e, conforme sua cultura ditava, se dedicara exclusivamente ao lar e à família. Ela fez um excelente trabalho, já que era uma mulher inteligente, competente e compassiva. No entanto, em certo momento da vida, começou a se ressentir do fato de não ter tido permissão para ir à escola quando criança e de não saber ler nem escrever, de não poder dirigir e de terem lhe negado diversas experiências porque as necessidades da família dominaram sua vida. Ela não tinha a menor consciência de que esse ressentimento existia e, como resultado disso, desenvolveu um longo e incapacitante histórico de dor nas costas, incluindo uma cirurgia sem sucesso. Quando a conheci, ela tinha dor constante e quase não se movia mais. Por meio do programa de educação e psicoterapia, ela tomou consciência desses sentimentos reprimidos, e a dor desapareceu gradualmente.

O processo não ocorreu sem trauma psicológico, pois agora ela deparava com a desaprovação de sua família e amigos e de suas próprias atitudes muito arraigadas. Estava em meio a um conflito considerável e agora sentia dor emocional. Mas isso era conveniente e muito preferível à dor física, da qual fora uma vítima indefesa.

Uma fonte importante de raiva e ressentimento, da qual geralmente não nos damos conta, deriva de nosso senso de responsabilidade para com aqueles que estão próximos a nós, como pais, cônjuges e filhos. Apesar do amor que temos por essas pessoas, podem nos sobrecarregar de muitas maneiras, e a raiva resultante é internalizada. Como alguém pode ficar zangado com pais idosos ou com um bebê?

Um bom exemplo: um homem de 40 anos foi visitar seus pais idosos em outra cidade. Antes do fim de semana, ele teve uma recorrência de dor nas costas, a primeira desde que completou com sucesso o programa terapêutico de TMS um ano antes. Quando sugeri que o retorno da dor significava que algo o incomodava subconscientemente, ele respondeu que o fim de semana tinha sido agradável. Mas então revelou que sua mãe tinha muita fraqueza, que ele havia passado a maior parte do fim de semana atendendo às necessidades dela e que tanto o pai como a mãe eram uma preocupação para ele. Para piorar as coisas, viviam muito longe, e era preciso viajar de avião. Contudo, ele era um homem bom, e não era culpa de seus pais que estivessem envelhecendo. Assim, seu *aborrecimento* (raiva, ressentimento) *natural* (intrínseco, inconsciente, narcisisticamente inspirado) foi completamente reprimido e, por razões que serão esclarecidas em breve, deu origem à recorrência da dor nas costas.

Veja ainda o caso do jovem pai cujo primeiro filho passa a ter dificuldade para dormir. Não só ele perde o sono como também sua esposa está praticamente ligada o tempo todo ao bebê. Ele tem de se envolver na dinâmica familiar durante seu tempo livre, a vida social do casal fica muito reduzida, e o que foi uma longa lua de mel antes da chegada do bebê é agora uma corrida de obstáculos. Ele desenvolve dor nas costas porque está com raiva do bebê (ridículo) e está com raiva de sua esposa, porque ela não pode mais cuidar das suas necessidades físicas e emocionais como antes (absurdo). E, para piorar, tornou-se babá e cozinheiro em tempo parcial. Mas ele não identifica nenhum desses sentimentos, pois estes estão enterrados profundamente em seu inconsciente, e, para ter certeza de que ficam lá, ele tem dor nas costas: TMS.

Há um grande grupo de psicólogos e médicos que tem uma interpretação diferente da situação do jovem pai. Eles dizem que as costas desse jovem doem por levantar o bebê e por ele não dormir o suficiente, e que a dor é muito ruim porque está tentando se livrar de fazer sua parte com o bebê — agora tem uma boa desculpa. Dizem que, claro, isso é tudo subconsciente.

Essa é a chamada teoria do ganho secundário da dor crônica. O problema é que pressupõe uma razão estrutural para a dor, que geralmente é insustentável (o pai desse bebê fazia parte do time de futebol da escola e da faculdade); em segundo lugar, coloca em primazia um sentimento menor ou inexistente, de que a pessoa está obtendo algum benefício da dor. Psicólogos comportamentais gostam dessa teoria, no entanto, porque é simples, inclusive, de resolver: basta apenas recompensar o "comportamento não doloroso" e punir o oposto. Não há envolvimento com sentimentos confusos e inconscientes, como ansiedade e raiva. Anos atrás, antes de eu conhecer a TMS, tentei essa abordagem e a achei particularmente ineficaz. Não admira... Era o diagnóstico errado.

Todos os relacionamentos familiares são emocionalmente carregados. É uma das primeiras coisas a serem consideradas quando alguém tem uma crise de TMS que parece surgir do nada. A combinação de preocupação real, amor pelo familiar e ressentimento interior dos deveres e responsabilidades associados ao relacionamento é uma fonte de profundo conflito, o material que compõe a TMS.

Eis uma narrativa clássica com algumas informações interessantes sobre o histórico natural da TMS. O paciente era um homem casado de 39 anos que dirigia uma empresa familiar fundada pelo pai. Ele me contou que seu pai ainda estava ativo no negócio, mas que havia se tornado um obstáculo em vez de uma ajuda. Admitiu que entrava em conflito com o pai sobre isso e que se sentia culpado. A síndrome da dor havia começado cerca de dois anos e meio antes, e por volta de quatro meses após o início da crise ele leu meu primeiro livro. Decidiu que era besteira, então começou a percorrer todo o sistema médico, determinado a se livrar da dor. Contou que se consultou com muitos médicos e tentou praticamente todos os tratamentos disponíveis, sem sucesso. Dois anos depois, ainda sentia dor, estava ficando obcecado com ela e muito limitado fisicamente. Tinha medo de fazer qualquer atividade física e não conseguia nem curvar o corpo. Foi então que releu meu livro e relatou com incredulidade: "O efeito foi totalmente diferente". Ele disse que viu a si mesmo em todas as páginas. Sua explicação foi que teve de passar por todos os testes e médicos antes de estar pronto para reconhecer que havia uma base psicológica para a dor.

Nem preciso dizer que ele se saiu muito bem no programa e logo ficou sem dor. Durante a consulta, achei-o tão perspicaz e psicologicamente sintonizado que não podia imaginar que originalmente tivesse rejeitado o diagnóstico. Foi uma lição para mim: uma das realidades infelizes sobre o trabalho com um distúrbio como a TMS é que muitas pessoas rejeitarão a ideia até que estejam desesperadas por uma solução.

O motivo da síndrome dolorosa — o conflito do homem em seu relacionamento com o pai — era muito claro.

Eis aqui outro bom exemplo do papel da dinâmica familiar na produção de sintomas. Uma mulher cuja dor lombar havia sido tratada com sucesso dois anos antes ligou um dia para me dizer que agora desenvolvera dores no pescoço, ombros e braços, mas tinha certeza de que era uma dolorosa situação psicológica envolvendo o marido e a enteada adolescente. Encorajei-a a prosseguir sem tratamento formal, mas a situação continuava sem solução e a dor se tornava cada vez mais grave: ela também perdeu um movimento considerável nos dois ombros, uma consequência comum da TMS no pescoço e nos ombros. Então, certo dia, decidiu encarar o problema diretamente e confrontou o marido. O resultado foi uma solução surpreendentemente fácil que desarmou toda a situação; e com a resolução de seus problemas pessoais, a dor desapareceu. Ela sem dúvida nutria grande ressentimento e, enquanto agia assim, a dor persistia. Terei mais a dizer sobre como lidar com esse tipo de situação no capítulo sobre tratamento, mas esse caso ilustra com clareza a relação entre raiva reprimida e TMS.

Uma das grandes fontes de conflito no inconsciente é a batalha entre sentimentos e necessidades que derivam dos impulsos narcísicos descritos anteriormente e outra parte muito real da mente que se preocupa com o que é apropriado, razoável e maduro ou, exigindo ainda mais, com o que você deveria estar fazendo. A famosa psicanalista, escritora e professora Karen Horney descreveu o que chamou "tirania do dever", que pode dominar a vida de alguém. Os pacientes geralmente descrevem detalhadamente como suas vidas são regidas por esses imperativos comportamentais. Uma mulher me disse, depois de negar ser compulsiva ou perfeccionista, que era de uma família que se orgulhava de sua força de caráter e rigidez — "pulso firme" e todas essas coisas. Estava claro que havia outras partes de sua personalidade que eram mais brandas e flexíveis, de modo que o conflito em seu inconsciente devia ser considerável.

Às vezes, a pressão para se comportar de determinada maneira tem origem na cultura da pessoa. Lembro-me de uma mulher notavelmente atraente que fazia parte de um grupo religioso que acreditava em famílias muito grandes; ter seis ou oito filhos não era incomum, de acordo com a religião dela. Embora reconhecesse que sua dor se devia à "tensão", a dor persistia e ela não conseguia entender o porquê. Sugeri que talvez estivesse ressentida com o trabalho e a responsabilidade por ter uma família tão grande. Por muito tempo ela negou, insistindo que não sentia tal ressentimento, e a dor continuou, às vezes com crises fortes. Falei que ela não estaria ciente desse sentimento, uma vez que era inconsciente e reprimido. A perseverança, tanto a dela quanto a minha, valeu a pena. Ela começou a perceber o ressentimento profundamente reprimido e encontrou uma solução súbita para seus sintomas.

Quanto mais tempo trabalho com TMS, mais impressionado fico com o papel exercido pela raiva. Todos aprendemos a reprimi-la tão completamente que desconhecemos sua existência em muitas situações. Na verdade, comecei a me perguntar se a raiva não seria mais fundamental para o desenvolvimento dos sintomas do que a ansiedade e, de fato, se a própria ansiedade poderia ser uma reação à raiva reprimida.

A história a seguir me marcou profundamente. O homem estava na casa dos 40 anos e, entre outras coisas, tinha um histórico de ocasionais ataques de pânico — que representam ansiedade aguda. Depois de examiná-lo e estabelecer que ele tinha TMS, discutimos a psicologia do distúrbio, e eu lhe falei que estava começando a suspeitar que a raiva poderia ser mais importante que a ansiedade. Ele disse que algo havia acabado de acontecer com ele que sustentava essa suposição. Tinha ficado extremamente zangado com uma pessoa e estava a ponto de começar uma briga quando decidiu que não seria apropriado, que era melhor "engolir o sapo". Em instantes, teve um ataque de pânico! Ele provavelmente estava mais que zangado... Estava furioso, e a necessidade de reprimir o sentimento, inconsciente e conscientemente, exigia algum tipo de reação: daí o ataque de pânico. Como veremos logo mais, esse é exatamente o tipo de situação que causa TMS e outras reações físicas. Mas, antes, vamos falar do fenômeno da repressão. De onde vem?

REPRESSÃO

Lembro-me de uma mãe me contando, cheia de orgulho, como tinha acabado com os ataques de birra de seu bebê de quinze meses. O "sábio" médico da família sugeriu que ela espirrasse água gelada no rosto da criança quando o ataque de birra começasse. Funcionou lindamente: o bebê nunca mais fez birra. Na idade madura de quinze meses, ele aprendera a técnica da repressão. Havia sido programado para reprimir a raiva, porque as consequências eram muito desagradáveis, e levaria consigo esse talento duvidoso por toda a vida. Quando confrontado com a multidão de coisas frustrantes, irritantes e, às vezes, enfurecedoras que acontecem às pessoas todos os dias, esse homem internaliza automaticamente sua raiva natural; quando essa raiva se acumular, terá TMS ou alguma outra reação física.

A história ilustra uma das fontes da necessidade de reprimir: influência inocente dos pais. Essa pode ser a razão mais comum para aprender a reprimir. Em uma tentativa de tornar seus filhos boas pessoas, os pais podem inadvertidamente induzir condições para dificuldades psicológicas depois.

Se pensamos nisso, há muitas razões pelas quais reprimimos a raiva, todas lógicas e quase inconscientes. Todo mundo quer ser querido ou amado; ninguém gosta de desaprovação, por isso reprimimos o comportamento que não é amável. Detestamos admitir, mas inconscientemente tememos represálias. Os imperativos culturais da família e da sociedade fornecem grande motivação para não mostrarmos raiva; isso se torna profundamente enraizado, começando logo na primeira infância.

Percebemos, inconscientemente, que a raiva é muitas vezes inadequada, surgindo de irritações que não devem nos deixar com raiva; por isso, nós a reprimimos. Instintivamente, sentimos que a raiva é humilhante, e, o que talvez seja até mais poderoso, sentimos uma perda de controle quando estamos com raiva — algo que a personalidade típica da TMS acha difícil de aceitar. Tudo isso é inconsciente e, portanto, não sabemos de nossa necessidade de reprimir a raiva. Em vez disso, podemos experimentar um sintoma físico, TMS ou algo gastrointestinal, por exemplo.

Eu faço muito isso. Aprendi que azia significa que estou zangado com alguma coisa que não sei o que é. Então penso sobre o que pode estar causando essa condição; quando obtenho a resposta, a azia desaparece. É notável quão bem enterrada a raiva geralmente está. Comigo acontece quando estou irritado com algo, mas não tenho ideia do quanto. Às vezes, é alguma coisa tão emocionalmente pesada que fico sem reação por um longo tempo.

Depois de uma experiência de décadas trabalhando com TMS, parece claro que, pelo menos na cultura ocidental, todos geramos ansiedade e raiva e que em qualquer cultura os seres humanos reprimem emoções potencialmente problemáticas. Em outras palavras, as condições psicológicas que levam a reações psicofisiológicas, como TMS, úlceras estomacais e colite, são universais; só variam em grau. Aqueles na extremidade superior do espectro de gravidade, com sintomas mais intensos, são chamados *neuróticos*, mas na verdade todos nós somos mais ou menos neuróticos, o que deixa o termo sem sentido.

Os conceitos de repressão e inconsciente estão intimamente ligados. Foram primeiramente colocados em uma sólida base científica por Freud. Há uma maravilhosa metáfora do inconsciente na excelente biografia do psicanalista escrita por Peter Gay, intitulada *Freud: a life for our time*: "o inconsciente propriamente dito se assemelha a uma prisão de segurança máxima que mantém presos antissociais definhando por anos ou recém-chegados, prisioneiros severamente tratados e fortemente vigiados, *mas que são mal controlados e estão sempre tentando escapar*".[2]

---

2. P. Gay, *Freud: a life for our time*, Nova York, Norton, 1988, p. 128, grifos do autor. (N. A.) [No Brasil, o livro foi lançado com o título *Freud: uma vida para o nosso tempo* (São Paulo, Companhia das Letras, 2012)]. (N. E.)

Os fenômenos emocionais descritos neste capítulo são os "prisioneiros antissociais" do inconsciente. Parece que temos um mecanismo embutido para evitar o que é emocionalmente desagradável, e esse é o motivo da repressão. Mas parece haver uma força igualmente forte na mente trabalhando para trazer esses sentimentos à consciência ("estão sempre tentando escapar"), e essa é a razão dos reforços, que os psicanalistas chamam de *defesa*.

Pouco tempo atrás, tratei uma mulher que contou uma história muito interessante. Depois de examiná-la e dizer que ela tinha TMS e o que significava, ela contou que a dor começara depois que convidou uma irmã mais velha para fazer uma viagem à Europa às suas custas. Ela começou a se preocupar com a possibilidade de a irmã se divertir, sentiu que era sua responsabilidade tornar isso realidade e, depois, ficou com raiva e ressentida por ter de se sentir assim. Relatou ainda que começou a sonhar com a mãe e a irmã e a relembrar seus ressentimentos adolescentes, com base no sentimento (sem dúvida injustificado) de que as duas "se uniam contra ela — para serem boas" e de que ela foi excluída dessa relação próxima. Tudo isso era reforçado pelo fato de que sentia que o pai, de quem tinha sido muito próxima, a havia abandonado — ele morreu quando ela tinha 11 anos.

Esse é o tipo de coisa que faz a TMS frequentemente surgir: ansiedade, raiva, ressentimento, com raízes que remontam à infância. Eu achei notável que ela tivesse identificado todo aquele material psicológico importante com apenas uma sugestão minha.

A universalidade desses fenômenos psicológicos é apoiada pelos fatos estranhamente ignorados de que mais de 80% da população dos Estados Unidos têm histórico dessas síndromes dolorosas e de que sua incidência aumentou progressivamente nos últimos trinta anos. As síndromes de dor nas costas e no pescoço são a primeira causa de absenteísmo dos trabalhadores americanos. Estima-se que 56 bilhões de dólares, aproximadamente, sejam gastos anualmente nos Estados Unidos por causa da devastação causada pela dor nas costas. Essa provável epidemia de síndromes dolorosas só pode ser adequadamente explicada com base em um processo psicofisiológico universal.

Defesas físicas contra emoções reprimidas

Durante muitos anos, tive a impressão de que a TMS era um tipo de expressão ou descarga física das emoções reprimidas citadas. Na verdade, foi isso o que sugeri na primeira edição deste livro. Desde o começo da década de 1970, tenho ciência de que essas síndromes dolorosas comuns nas costas e no pescoço são provocadas por emoções reprimidas. Oitenta e oito porcento de um amplo grupo de pacientes com TMS tinham histórico de outros distúrbios relacionados à tensão, como úlceras estomacais, colite, cefaleia tensional e enxaqueca. Porém, a ideia de que a TMS era uma manifestação física de tensão nervosa era, de algum modo, insatisfatória e incompleta. Mais importante, não explicava a observação recorrente de que fazer o paciente se conscientizar do papel da dor como integrante de um processo psicológico conduziria à cessão da dor, a uma "cura".

Foi um colega psicanalista, o doutor Stanley Coen, quem sugeriu, no decorrer de nosso trabalho conjunto em um artigo médico, que o papel da síndrome dolorosa não era expressar emoções ocultas, mas sim evitar que se tornassem conscientes. Isso, explicou ele, é o que é chamado *defesa*. Em outras palavras, a dor da TMS (ou o desconforto da úlcera gástrica, da colite, da cefaleia tensional ou o terror de um ataque asmático) é criada para distrair a atenção do sofredor de algo que está ocorrendo na esfera emocional. O objetivo é focar a atenção da pessoa no corpo, em vez de na mente. É uma resposta à necessidade de evitar que esses sentimentos horríveis, antissociais, grosseiros, infantis, raivosos e egoístas (os prisioneiros) se tornem conscientes. A partir disso, entende-se que, longe de ser um distúrbio físico no sentido usual, a TMS é, na verdade, parte de um processo psicológico.

Defesas contra emoções reprimidas ocorrem quando se desvia a atenção da pessoa para alguma outra coisa que não seja as emoções escondidas no inconsciente. Pacientes têm diferentes metáforas para descrever o processo: as defesas agem como camuflagem; trata-se de um desvio ou de uma distração. Para ser bem-sucedida, a defesa deve ocupar a atenção da pessoa, tendo melhor resultado se ela ficar completamente preocupada ou obcecada pelo que quer que seja a coisa. É por isso que as defesas físicas são tão poderosas: têm a habilidade de dominar a atenção da pessoa, em particular se forem dolorosas, assustadoras ou incapacitantes. É exatamente isso que acontece com a TMS.

As síndromes dolorosas comuns nas costas, no pescoço e nos ombros alcançaram proporções epidêmicas nos Estados Unidos nos últimos trinta anos, porque se tornaram a defesa favorita contra as emoções reprimidas descritas anteriormente. A marca de uma boa camuflagem é que será identificada pelo que é, e ninguém vai saber que existe algo escondido. Praticamente ninguém que sofre com elas acha que tais síndromes dolorosas estão relacionadas com fatores emocionais. Ao contrário, quase todo mundo acha que têm origem em um ferimento ou uma variedade de anormalidades congênitas e degenerativas na coluna. Há outro grupo de distúrbios que compõem o repertório da TMS e que se acredita estarem relacionados a patologias do tecido mole (fibromialgia, fibrosite, miofascite, entre outros), mas mesmo esses são atribuídos a ferimentos, incompetência muscular e afins — a camuflagem perfeita. Desde que a atenção da pessoa continue focada na síndrome dolorosa, não há risco de as emoções se revelarem.

Tenho feito uma observação recorrente de que, quanto mais dolorosa é a emoção reprimida, mais severa é a dor da TMS. O paciente que descobre estar refugiando uma raiva enorme por conta de abusos na infância, por exemplo, costuma ter uma dor severa e incapacitante, e a dor desaparece só quando a pessoa tem a oportunidade de expressar a fúria terrível e purulenta que vinha ocupando a mente dela por anos — outro exemplo do potencial da raiva para dar início à dor da TMS.

Equivalentes da TMS

Como foi sugerido, outros distúrbios físicos podem servir ao mesmo propósito da TMS. A lista a seguir apresenta alguns dos mais comuns.

Estados pré-úlcera	Cefaleia tensional
Úlcera gástrica	Enxaqueca
Hérnia de hiato	Eczema
Cólon espástico	Psoríase
Síndrome do intestino irritável	Acne e/ou urticária
Rinite alérgica	Tontura
Asma	Zumbido nos ouvidos
Prostatite	Urinação frequente

Todos esses distúrbios devem ser acompanhados por um médico. Embora possam ter uma causa psicológica, devem ser investigados e tratados clinicamente. Se o atendimento for bom, o paciente também receberá aconselhamento.

Cada uma dessas condições físicas serve igualmente para ajudar na repressão. Quanto mais os médicos as identificarem como "só físicas", mais ajudarão no mecanismo de defesa, o que significa a continuação da dor, úlcera, cefaleia ou o que quer que seja. Se a defesa funcionar, vai continuar.

As defesas físicas (em oposição às psicológicas) contra emoções reprimidas são, sem dúvida, as mais comuns, pois são muito bem-sucedidas. Também são muito eficazes, já que um paciente pode transferir uma para outra. Por exemplo, medicamentos excelentes foram descobertos para reverter a patologia da úlcera gástrica. Como resultado, a mente simplesmente muda para outro distúrbio físico.

Um homem de meia-idade me disse que, dez anos antes, começara a ter problemas na lombar; depois de muitos anos, sentiu alívio após uma cirurgia. Alguns meses depois da operação, começou a ter problemas de úlcera estomacal, o que durou quase dois anos. Ele testou diversos remédios com recomendação médica, mas a úlcera não cedia. Até que um dia ela cessou, mas pouco depois o paciente começou a ter dor no pescoço e nos ombros. Isso já durava quase dois anos quando ele se consultou comigo.

A cirurgia de coluna e o tratamento de úlcera não tinham aliviado seu problema básico, tinham simplesmente agido como placebos e determinaram uma mudança na localização dos sintomas físicos.

HISTÓRICO DA ÚLCERA GÁSTRICA

A história da úlcera é interessante. Houve um declínio na incidência de úlcera gástrica nos Estados Unidos e no Canadá nos últimos vinte a trinta anos, em parte em razão de medicamentos efetivos que foram desenvolvidos.

Para uma explicação melhor, no entanto, sou grato ao colunista Russell Baker, que perguntou em uma de suas colunas de domingo na *The New York Times Magazine*: "Para onde foram todas as úlceras?".[3]

---

3. R. Baker, "Where have all the ulcers gone?", *The New York Times Magazine*, 16 ago. 1981.

O senhor Baker apontou que as pessoas pareciam ter menos úlceras que antes. O artigo me levou a especular que, como todo mundo, desde médicos a leigos, percebeu que as úlceras na verdade significavam tensão, não serviam mais ao propósito de esconder a tensão, de modo que menos pessoas as desenvolviam. Poderia ser essa a razão pela qual as dores no pescoço, nos ombros e nas costas se tornaram tão comuns nos últimos anos? É possível que agora estes sejam esconderijos muito melhores para a tensão do que o estômago?

Corpo e mente

Tenho a impressão de que praticamente qualquer órgão ou sistema no corpo pode ser usado pela mente como defesa contra a emotividade reprimida. Incluem-se distúrbios do sistema imunológico, como rinite alérgica, ou infecções respiratórias ou geniturinárias frequentes. Um urologista acadêmico, conhecido meu, disse que mais de 90% de seus casos de prostatite são relacionados à tensão. Eu tenho um paciente que sofre de boca seca constante, resultado da constrição induzida por tensão de seus ductos salivares. A laringite pode ser de origem emocional; oftalmologistas dizem que são comuns dificuldades visuais induzidas por tensão, e assim por diante. É importante repetir: todos os sintomas devem ser cuidadosamente investigados para descartar processos estruturais, infecciosos ou neoplásicos. Esse assunto é revisado em mais detalhes no capítulo sobre corpo e mente. (A partir da página 136.)

Embora seja prudente descartar os chamados distúrbios orgânicos, o diagnóstico de condições psicofisiológicas deve ser feito de forma positiva, e não por exclusão. Um diagnóstico por exclusão não é um diagnóstico, pois diz o seguinte: "Não sei o que é isso e, portanto, provavelmente é induzido por tensão". No entanto, aquele que dá o diagnóstico deveria dizer: "Agora que eliminei a possibilidade de haver um tumor ou câncer, posso prosseguir com confiança, já que a condição física para a qual estou olhando tem todos os sinais e sintomas de um processo induzido pelo emocional". Isso, entretanto, raramente é feito, pois a maioria dos médicos praticantes não reconhece o distúrbio como psicofisiológico ou, se o fazem, tratam dele sintomaticamente, como se fosse orgânico.

PAPEL DO MEDO NA TMS

A gravidade da TMS é medida não apenas pela intensidade da dor como também pelo grau de incapacidade física presente. De que coisas a pessoa tem medo ou o que é incapaz de fazer? A deficiência pode ser mais importante que a dor, pois define a capacidade de o indivíduo funcionar nos níveis pessoal, profissional, social e esportivo.

A longo prazo, o medo e a preocupação com restrições físicas são mais eficazes como defesa psicológica que a dor. Uma crise severa de dor pode acabar em poucos dias, mas, se a pessoa tem medo de fazer coisas por receio de induzir outra crise ou porque descobriu que a atividade invariavelmente causa dor, mesmo que não seja uma crise aguda, então a preocupação com o corpo é contínua e a defesa está trabalhando o tempo todo. Com a maioria dos pacientes com quem trabalho, esse é o fator mais importante. Ocasionalmente, algum paciente me diz que não sofre restrições físicas, que a dor é o único problema. Mas esses pacientes são raros; a maioria tem medo de atividade física, o que tende a perpetuar o problema ao causar mais ansiedade e que, muitas vezes, também leva à depressão. O que se vê é verdadeiramente uma *fisicofobia*, um medo da atividade física.

O grau de preocupação com os sintomas é uma medida da gravidade do problema. Muitos pacientes relatam que a síndrome domina suas vidas, enquanto outros são claramente obcecados pelo distúrbio. É a primeira coisa em que pensam quando acordam de manhã e a última, à noite, antes de dormir.

Uma jovem que estava fazendo tratamento comigo falou certa vez que estava "aterrorizada com a dor física". Ficou claro, no entanto, que ela estava realmente aterrorizada com os elementos emocionais e que a síndrome dolorosa lhe permitiu evitá-los. Minha experiência tem revelado que a gravidade geral da síndrome dolorosa, incluindo componentes obsessivos, é um bom guia para a importância do estado emocional subjacente do paciente. Por *importância*, quero dizer quanta raiva e ansiedade existem e quão severos são os traumas do início da vida que contribuíram para o estado psicológico que o paciente apresenta. As pessoas que, na infância, sofreram abusos, emocionais ou físicos, mas especialmente sexuais, tendem a possuir reservatórios enormes de ansiedade e raiva. Essa é uma das primeiras coisas em que penso quando vejo alguém que tem uma TMS particularmente grave. Os sintomas físicos são os meios pelos quais essas pessoas permanecem sem contato com alguns sentimentos terríveis, assustadores e enterrados bem fundo. Essas palavras não são exageros: há um medo grande e provavelmente uma fúria intensa em suas mentes, sentimentos esses que não ousam reconhecer. Esses pacientes dirão que entendem por que a dor não vai embora, pois, quando começam a se aproximar dos sentimentos ocultos, entram em pânico e não são capazes de prosseguir. Invariavelmente, a psicoterapia é necessária como parte do programa terapêutico.

Por outro lado, na grande maioria das pessoas com TMS (cerca de 95%), o nível de ansiedade e as razões que o explicam são muito mais leves, e elas não sentem nenhuma reação emocional quando a dor desaparece. Nesses casos, fica a impressão de que a mente reagiu de modo exagerado a raiva e ansiedade, e a defesa nem sequer era necessária para começo de conversa.

O que foi descrito até agora é universal em nossa cultura ocidental; apenas o grau de emotividade reprimida varia. Em nossa cultura, a natureza criou um mecanismo pelo qual podemos evitar ter consciência desses sentimentos ruins: os sintomas físicos.

Felizmente, existe uma maneira de interromper o que é claramente uma resposta inadequada para a maioria de nós. A lógica nos diz que o cérebro está reagindo de maneira infantil. No entanto, meu trabalho com TMS demonstrou que o cérebro tem outros atributos e pode reverter o processo que leva a sintomas físicos.

Medo é algo muito intenso. Qualquer coisa que aumenta a ansiedade aumenta a gravidade dos sintomas. Uma de minhas pacientes relatou que deixou o consultório médico em estado de choque após ter sido informada de que a extremidade inferior da coluna estava se degenerando. Ela disse que quase desmaiou na rua e que sua dor piorou muito depois disso.

Um jovem de vinte e poucos anos, com o físico de jogador de futebol americano, explicou-me que era ele a pessoa forte no negócio da família. Um dia, decidiu acompanhar o pai em uma visita a um médico de coluna, já que tinha sentido uma leve dor lombar enquanto escovava os dentes. Radiografias foram tiradas, e ele foi informado de que havia um desalinhamento da extremidade inferior da coluna; depois disso, seus sintomas, que eram leves, pioraram. A dor persistiu, e o aconselharam a consultar um especialista; foi feita uma tomografia computadorizada (veja página 43), que mostrou uma hérnia de disco; então disseram que tinha um problema sério, que não poderia mais levantar peso, que nunca mais poderia jogar basquete (uma de suas grandes paixões) e que deveria ser muito cuidadoso de um modo geral. Ele ficou arrasado. Embora tivesse começado com dor lombar leve, agora sentia dor severa todos os dias e tinha muita limitação em seu trabalho e em sua vida. Havia se tornado deficiente, graças aos diagnósticos estruturais que tinham sido feitos — e tudo o que implicavam. Ele agora acreditava que havia algo seriamente errado com sua coluna e que nunca mais seria capaz de levantar peso ou praticar esportes. Quando se consultou comigo, estava bastante deprimido.

Felizmente, ele tinha TMS. Reagiu bem ao tratamento e, desde então, tem vivido uma vida normal (inclusive jogando basquete).

Há muitas coisas na dor nas costas que estimulam o medo. O público americano agora está convencido de que as costas são uma estrutura frágil e delicada, que se ferem com facilidade e são perpetuamente vulneráveis. Existem dúzias de prós e contras: não curve o corpo, não levante peso, erga-se com as costas retas, não se sente em uma cadeira ou sofá macio, não nade estilo *crawl* ou peito, não use salto alto, não arqueie as costas (o que se faz ao nadar estilo *crawl* ou peito e usar saltos altos), durma em um colchão duro, não corra, não pratique esportes vigorosos, e assim por diante, *ad nauseam*. Um grande grupo de pacientes tratados com sucesso (alguns milhares) demonstrou que essas não são instruções válidas. O único resultado que produzem é ajudar a perpetuar a síndrome dolorosa e tornar a vida da pessoa um inferno.

Há medo de crises recorrentes. Qualquer um que tenha sofrido uma crise severa de dor nas costas não pode deixar de viver aterrorizado pela próxima. Ironicamente, ao contribuir com a produção de um nível alto de ansiedade, esse medo quase garante a ocorrência de outra crise, mais cedo ou mais tarde.

A ansiedade e a raiva são reforçadas pela percepção de que você é inadequado como pai ou mãe, cônjuge, parceiro sexual, trabalhador, dona de casa ou em qualquer outra coisa que faz na vida. Você não pode ir ao cinema, a um teatro, um show ou a um restaurante porque não pode ficar sentado por muito tempo. Sua aflição é dupla se você for autônomo.

A triste realidade é que o paciente com dor nas costas é prisioneiro do medo generalizado — e o medo é o principal perpetuador da síndrome dolorosa.

ENFRENTAMENTO

Ouvi dizer que as pessoas sofrem dor induzida pelo estresse porque não conseguem enfrentá-lo. É exatamente o oposto: a TMS ocorre porque lidam bem demais com o estresse. O enfrentamento exige que reprimamos emoções que possam interferir com o que estamos tentando fazer, e a TMS existe para manter essas emoções reprimidas.

Um paciente que vi recentemente, um empresário muito poderoso, disse-me que nunca pode dizer "não" a amigos e familiares que lhe pedem para fazer coisas por eles, porque para ele isso significa derrota. Dizer "sim", ir em frente e realizar o que lhe foi solicitado são como ganhar, não importa o que isso possa lhe custar emocionalmente. Ele é um enfrentador por excelência e um excelente candidato a ter TMS. Isso também ilustra algumas das outras características da personalidade de quem tem TMS: a necessidade de ser amado, admirado, respeitado; o impulso para "chegar lá"; e a competitividade intensa. Pagamos um preço pelo enfrentamento — somos ótimos por fora e sofremos por dentro.

REJEITANDO O DIAGNÓSTICO

É um fato lamentável que a maioria das pessoas rejeitaria o diagnóstico de TMS se lhes fosse apresentado. Não surpreende, no entanto, pois segue existindo um forte preconceito em nossa sociedade em relação a qualquer coisa relacionada a problemas psicológicos e psicoterapia. Não importa que a esmagadora maioria desses "problemas" seja pequena ou que milhões de pessoas façam psicoterapia todos os anos. As dificuldades emocionais ainda sofrem grande preconceito.

No campo político, o processo eleitoral revela que qualquer indício de um problema psicológico ainda é como uma derrota certa para alguém concorrendo a altos cargos públicos. Paradoxo cruel, pois o cenário político atual sugere que muitos políticos se beneficiariam muito da psicoterapia. Nessas circunstâncias, é muito improvável que um político reconhecesse ter TMS.

Da mesma forma, a maioria dos atletas rejeitaria o diagnóstico, uma vez que as síndromes psicológicas são equiparadas a fraqueza, e os atletas têm uma imagem de força e invencibilidade a preservar. Eu sei de alguns atletas que foram encaminhados para se consultar comigo e nunca vieram.

Claro, o mesmo preconceito é forte na medicina. Os médicos preferem tratar distúrbios físicos; eles se sentem inseguros quando confrontados com pacientes que apresentam sintomas emocionais. A resposta usual é prescrever uma medicação e esperar que os pacientes se sintam melhor. Até mesmo o campo da psiquiatria tem um grande segmento de profissionais que preferem tratar, principalmente, com medicamentos. E conheço alguns psiquiatras que rejeitaram o conceito de TMS quando sugeri como uma possível explicação para sua dor nas costas.

Por outro lado, pessoas com sintomas físicos raramente deparam com tais preconceitos. Os planos de saúde pagam procedimentos diagnósticos e terapêuticos elaborados, mas a maioria exclui ou limita o pagamento de psicoterapia. Milhares de dólares são destinados a transplantes de órgãos para preservar vidas, mas são economizadas moedinhas designadas para uma terapia que melhoraria a qualidade de vida das pessoas.

Não admira que a mente desenvolva estratégias para evitar a experiência e o aparecimento de dificuldade emocional. Inconscientemente, preferiríamos ter uma dor física a admitir qualquer tipo de turbulência emocional.

Debati esse assunto com uma paciente, que fez uma observação convincente: "Se pedir para as pessoas aliviarem as coisas para você porque está sobrecarregado emocionalmente, não espere uma resposta amigável, mas se disser que está com dor ou algum outro tipo de sintoma físico, de imediato se tornam receptivas e solícitas". Ela tinha toda a razão. Na nossa cultura, é perfeitamente aceitável ter um problema físico, mas as pessoas tendem a se afastar de qualquer coisa relacionada a emoções. Esse é um dos motivos por que a mente escolhe uma manifestação física em detrimento de uma emocional, quando confrontada com um fenômeno emocional desagradável.

Existe TMS no mundo todo?

De tempos em tempos, perguntam-me se existem pessoas em alguma parte do mundo que não sofre com TMS. O doutor Kirkaldy-Wallis, um médico formado na Grã-Bretanha que trabalhou no Quênia por 22 anos, tem a resposta. Ele relatou em um encontro médico, em 1988, que a dor nas costas era muito rara em nativos africanos, mas era tão comum em caucasianos e asiáticos quanto nos Estados Unidos e no Canadá. Atribuiu isso parcialmente às diferenças culturais, postulando que os africanos não parecem gerar ansiedade como os americanos. Faz sentido.

Não há nada de novo

Conforme os detalhes desse distúrbio surgiam há muitos anos, achei difícil acreditar que ninguém tivesse visto esse problema antes. Uma pesquisa na literatura médica revelou um artigo, em uma edição de 1946 do *The New England Journal of Medicine*, assinado pelo major Morgan Sargent, em que se descreve um grande número de funcionários regressos da Força Aérea com dores nas costas. O doutor Sargent — que não era psiquiatra — relatou que 96% de um grande grupo tinham dor induzida psicologicamente, então passou a descrever o que era claramente TMS. Foi um sinal dos tempos o fato de o artigo do doutor Sargent ter sido aceito para publicação na revista. Na década de 1980, provavelmente seria rejeitado como "não científico". (Vou tratar da mudança de atitudes em relação às interações mente-corpo no capítulo 7.)

Solução

É neste momento que o paciente dirá: "Certo, você me convenceu. Entendo por que tenho essa dor. Agora, como raios conseguirei mudar minha personalidade, resolver meus problemas (especialmente os que não têm solução, como minha mãe de 90 anos), parar de gerar raiva e ansiedade e deixar de reprimir meus sentimentos?".

De fato, a mãe natureza tem sido extremamente gentil nesse caso, pois na maioria a solução não requer nenhuma difícil transformação. Sem dúvida, um pequeno número de pacientes terá de se tratar com psicoterapia para se recuperar, mas isso representa menos de 5% do total. O restante vai melhorar simplesmente *aprendendo* tudo sobre TMS e mudando suas percepções sobre suas costas. Soa simples demais? É e não é, como o capítulo sobre tratamento vai detalhar. (Veja a página 82.)

3. FISIOLOGIA DA TMS

A palavra *fisiologia* refere-se ao modo como funcionam diversos sistemas e órgãos do corpo. Todos os sistemas biológicos são extremamente complicados, e quanto mais alto o animal está na escala evolutiva, mais complicada é sua fisiologia. Isso é particularmente verdadeiro com a síndrome de tensão mioneural (TMS), porque esse distúrbio é resultado de uma interação entre as esferas mental-emocional e física da biologia humana. A pesquisa em medicina aprendeu muitíssimo sobre a fisiologia da maior parte dos sistemas biológicos nos últimos cem anos e sobre a química e a física do corpo humano, mas quase nada se sabe a respeito das interações entre corpo e mente que pode ter fundamental importância para a compreensão dos estados de saúde e de doença. A TMS parece ser um exemplo clássico de interação corpo e mente, mas nós não compreendemos a química, a física ou a biologia celular de como emoções podem estimular reações físicas — ainda assim, é o que acontece. A seguir, apresento meu conceito de como isso ocorre na TMS.

Sistema nervoso autônomo

A fisiologia da TMS começa no cérebro. Nele, emoções reprimidas, como ansiedade e raiva, dão início a um processo no qual o sistema nervoso autônomo provoca uma redução do fluxo sanguíneo para certos músculos, nervos, tendões ou ligamentos, resultando em dor e outros tipos de disfunções nesses tecidos. O sistema nervoso autônomo é um subsistema do cérebro que tem a responsabilidade de controlar todas as funções involuntárias do corpo. É ele que determina a rapidez com que o coração bate, quanto ácido é secretado no estômago para fins digestivos, a velocidade com que se respira e mais uma porção de outros processos fisiológicos rápidos que mantêm o funcionamento ótimo de nossos corpos diante de circunstâncias cotidianas ou em emergências. A chamada reação "bater ou correr" que todos os animais têm e que é particularmente importante nos animais na parte mais inferior da cadeia, é coordenada pelo sistema autônomo. Para dar conta da emergência, cada órgão ou sistema do corpo está bem preparado. No caso de alguns sistemas, isso significa a parada total da atividade, de modo que os recursos do corpo possam ser mobilizados para lidar com o perigo com maior eficiência. O mais comum é que a maioria das atividades nutritivas e excretoras do corpo pare por completo, o coração bate mais depressa e o sangue é reduzido de funções menos relevantes para se disponibilizar mais para sistemas cruciais na fuga ou no ataque, como os músculos. A importância fundamental do sistema autônomo dos nervos é óbvia.

O sistema autônomo controla a circulação do sangue com uma precisão muito requintada. Pode aumentar ou diminuir o fluxo de sangue onde quer que escolha e, geralmente, faz isso por boas razões, como descrito anteriormente. Mas o que o sistema faz na TMS caracterizamos como uma atividade autônoma anormal. Não tem propósito útil no sentido usual. Não está contribuindo para a função cotidiana normal ou preparando o corpo para bater ou correr. Na verdade, está respondendo a uma necessidade psicológica — o que consideramos uma aberração, porque resulta em dor e outros sintomas aflitivos.

Privação de oxigênio: fisiopatologia da TMS
Mostramos que, na TMS, o sistema autônomo reduz de modo seletivo o fluxo sanguíneo em certos músculos, nervos, tendões e ligamentos como resposta à presença de emoções reprimidas, como ansiedade e raiva. Esse estado é chamado *isquemia* — isto é, o tecido envolvido está recebendo menos complemento de sangue que o normal. Significa que haverá menos oxigênio disponível para esses tecidos do que estão acostumados, e o resultado serão os sintomas: dor, dormência, formigamento e, por vezes, fraqueza. Essas coisas ocorrem por causa da importância fundamental do oxigênio em todos os processos fisiológicos. Quando o oxigênio é reduzido abaixo dos níveis normais, pode-se esperar uma reação que sinalize esse fato.

É difícil entender por que o sistema autônomo reage assim, de modo a provocar dor e outros sintomas desagradáveis, já que sua função normal é manter o corpo funcionando em nível ótimo sem se importar com o que está acontecendo ao redor dele. Isso claramente é bem incomum, porém sugere que deve haver alguma necessidade urgente para a reação.

Como sugerimos antes, a necessidade é desviar a atenção da pessoa das emoções muito desagradáveis e, com frequência, doloridas que a mente está tentando manter reprimidas. É como se a mente tivesse decidido que uma dor física é preferível a uma dor emocional. Quando visto sob essa luz, o processo não é tão ilógico assim.

O caso da privação de oxigênio

Como se sabe que a privação de oxigênio é responsável pela dor? Em primeiro lugar, muitas das reações do corpo a tensão e ansiedade são resultado de reações autônomas anormais. A mais conhecida é a úlcera gástrica (um tipo de cirurgia bem comum anos atrás era cortar os nervos autônomos do estômago como tratamento para úlcera), mas também há colite espástica, cefaleia tensional, enxaqueca e várias outras. Portanto, considerou-se lógico que a fisiologia patológica da TMS pudesse também se originar do sistema autônomo.

Se os autônomos estivessem envolvidos na TMS, a melhor maneira de produzir danos em músculos e nervos seria por meio do sistema circulatório. Os pequenos vasos sanguíneos que levam sangue para esses tecidos (arteríolas) seriam bem pouco contraídos, menos sangue atingiria a área, os tecidos seriam levemente privados de oxigênio, resultando em dor.

As evidências de que a alteração fisiológica na TMS é a privação de oxigênio são clínicas. Há muito tempo se reconhece que o calor, introduzido no músculo por máquinas de diatermia ou ultrassom, consegue aliviar temporariamente as dores nas costas. Da mesma forma, massagem profunda e exercício ativo dos músculos envolvidos. Essas três medidas físicas são conhecidas por aumentar o fluxo sanguíneo em todo o músculo. O aumento do fluxo sanguíneo significa mais oxigênio e, se isso alivia a dor, é lógico supor que a privação de oxigênio foi responsável pela dor.

Também há evidências laboratoriais desse conceito. Em 1973, dois pesquisadores alemães — H. G. Fassbender e K. Wegner — relataram no artigo "Morphologie und Pathogenese des Weichteilrheumatismus"[1] que,

---

1. H. G. Fassbender e K. Wegner, "Morphologic und Pathogenese des Weichteilrheumatismus" [Morfologia e patogênese do reumatismo de tecidos moles], *Zeitschrift für Rheumaforsch*, vol. 32, p. 355-374, 1974. (N. A.)

em biópsias, encontraram alterações microscópicas nos núcleos de músculos de pacientes com dor nas costas, sugerindo privação de oxigênio.

Por evidências adicionais sobre o papel crítico do oxigênio na TMS, agradecemos a um grupo de pesquisadores que demonstraram em seus laboratórios que a oxigenação muscular é baixa em pacientes que sofrem de um distúrbio conhecido como *fibromialgia primária*. Desses relatos, um bem típico foi publicado no *Scandinavian Journal of Rheumatology*, em 1986, por N. Lund, A. Bengtsson e P. Thorborg, intitulado "Muscle tissue oxygen pressure in primary fibromyalgia".[2] Com uma elegante ferramenta de laboratório, os autores foram capazes de medir com grande precisão a quantidade de oxigênio muscular e, assim, descobriram que era baixo o nível nos músculos dolorosos de pacientes com fibromialgia.

O que isso significa para a etiologia (origem) da TMS — como há muito tempo defendo — é que a fibromialgia, também conhecida como *fibrosite* e *miofibrosite* (e, para alguns, como *miofascite* e *dor miofascial*), é sinônimo de TMS. Eu tratei um grande número de pacientes que vieram com o diagnóstico de fibromialgia; suas histórias médicas e exames físicos eram consistentes com TMS grave. Como prova de que meu diagnóstico estava correto, eles se recuperaram completamente. Portanto, é razoável sustentar que a descoberta de privação leve de oxigênio nos músculos de pacientes com fibromialgia sustenta a hipótese de que a causa da dor na TMS é a mesma: déficit de oxigênio.

Como mencionado anteriormente, a TMS se manifesta de diversos modos, qualitativa e quantitativamente, e está claro que a chamada fibromialgia é uma das maneiras pelas quais a TMS ocorre. Esses pacientes estão entre aqueles que sofrem as condições mais severas, pois tendem a sentir dor em muitos músculos diferentes e a ter insônia, ansiedade e depressão, bem como fadiga generalizada. Todas essas manifestações são interpretadas como evidência de um nível mais elevado de emoção reprimida, principalmente raiva, gerando sintomas mais graves.

---

2. N. Lund, A. Bengtsson e P. Thorborg, "Muscle tissue oxygen pressure in primary fibromyalgia" [Pressão de oxigênio do tecido muscular em fibromialgia primária], *Scandinavian Journal of Rheumatology*, vol. 15, n. 2, p. 165-173, 1986. (N. A.)

A maioria dos pesquisadores médicos tem dificuldade de aceitar essa explicação, uma vez que viola sua suposição básica de que a explicação etiológica das anormalidades físicas deve estar no próprio corpo. Não podem conceber a ideia de que algo como dor nas costas pode se originar no cérebro. E aí reside uma grande tragédia para o paciente: enquanto essa teimosia conceitual persistir, o paciente continuará a ser diagnosticado erroneamente.

Consequências da privação de oxigênio
MÚSCULO

Os músculos desprovidos de oxigênio doem por dois motivos conhecidos e talvez por outros que estão além de nossa capacidade de compreensão.

O espasmo muscular é o primeiro e mais dramático. É responsável pela dor excruciante que as pessoas sentem quando têm uma crise aguda, conforme descrito no primeiro capítulo deste livro. No entanto, uma vez que a crise passa, o músculo não está em espasmo. Nos milhares de pacientes que examinei ao longo dos anos, raramente encontrei os músculos envolvidos em espasmos.

O segundo mecanismo, sugerido pelos doutores Holmes e Wolff em um artigo de 1952 intitulado "Life situations, emotions, and backache", publicado no periódico *Psychosomatic Medicine*,[3] indica que a química dos músculos foi alterada nesses pacientes e que sentem dor por causa de um acúmulo de resíduos químicos do metabolismo do ácido lático.

É bem interessante que tanto o espasmo muscular como o acúmulo químico possam ser observados em atletas corredores de longa distância, cujos músculos sofrem de privação de oxigênio. A presença de dores musculares, seja sentida espontaneamente, seja induzida pela pressão da mão durante um exame, significa que o músculo está moderadamente privado de oxigênio. Isso não significa que o músculo esteja "tenso". É necessário enfatizar que essa privação de oxigênio costuma ser de nível baixo e, portanto, não danifica o tecido. Isso é particularmente verdadeiro em relação ao músculo.

---

3. T. H. Holmes e H. G. Wolff, "Life situations, emotions, and backache" [Situações da vida, emoções e dor nas costas], *Psychosomatic Medicine*, vol. 14, n. 1, p. 18-33, jan. 1952. (N. A.)

GATILHOS

A expressão *gatilhos* se refere à dor causada quando se aplica pressão sobre variados músculos do pescoço, dos ombros, das costas e das nádegas. Existe certa controvérsia a respeito do que exatamente dói, mas a maioria das pessoas concordaria dizendo que é algo no músculo. Reumatologistas, que assumiram a liderança no estudo da fibromialgia (TMS), parecem evitar usar essa expressão, provavelmente porque foi associada a outros diagnósticos ao longo dos anos. Eu não a uso nem a evito, pois concluí que esses pontos sensíveis não passam de *zonas centrais de privação de oxigênio*. Além disso, há evidência de que alguns desses pontos sensíveis podem persistir a vida toda em pessoas suscetíveis a ter TMS, como eu, embora talvez não sintam dor.

No primeiro capítulo, argumentou-se que a maior parte dos pacientes com TMS tem sensibilidade em seis pontos-chave: na parte externa das duas nádegas, nos dois lados da região lombar e na parte superior dos dois ombros. Esses pontos sensíveis são as marcas registradas da TMS e são os que tendem a continuar sensíveis depois que a dor passa. É uma parte importante da fisiologia da TMS saber que o cérebro escolheu a dedo esses músculos ao dar início a tal síndrome.

De vez em quando, pacientes me perguntam se respirar oxigênio puro vai aliviar a dor. Isso já foi tentado e, infelizmente, não ajuda. Se o cérebro pretende criar um estado de privação de oxigênio, faz isso mesmo que o sangue esteja repleto de oxigênio.

NERVO

O tecido nervoso é mais sensível e delicado que os músculos. É provável que o débito de oxigênio provoque dor nerval porque o nível reduzido de oxigênio ameaça a integridade do nervo, de um modo que não acontece com o músculo. Em outras palavras, o músculo é capaz de suportar muito débito de oxigênio antes de se danificar, muito além do que ocorre na TMS. Entretanto, o tecido nervoso, mais sensível, danifica-se com mais facilidade e, a fim de alertar o cérebro de que há algo errado, a dor começa com uma privação de oxigênio bem leve. Acreditamos, portanto, que, na TMS, a dor no nervo é um sinal de alerta.

Há ainda outros sintomas relacionados aos nervos que são comuns na TMS. A pessoa pode sentir dormência, formigamento, entorpecimento, queimação, pressão e outras reações menos frequentes. Essas sensações e a dor são sentidas na parte do corpo que é atendida pelo nervo.

Nervos são como fios que conectam o cérebro a todas as partes do corpo. Transmitem mensagens do cérebro que foram projetadas para fazer os músculos ativarem e moverem partes do corpo. Transmitem também mensagens no sentido oposto, levando informações ao cérebro a respeito do que está acontecendo no corpo. Por exemplo, se você furar o dedo com uma agulha, impulsos vão viajar por seus nervos informando ao cérebro que algo dolorido aconteceu. Se o nervo estiver irritado ou danificado em alguma parte dessa corrente, será sentida dor na parte do corpo onde essas mensagens informativas geralmente se originariam. Assim, por exemplo, se o nervo ciático tiver privação de oxigênio em sua passagem pelo músculo da nádega, a pessoa pode sentir dor em qualquer parte da perna que é atendida pelo nervo ciático. Como ele atende praticamente a perna toda (um nervo ciático em cada perna), há muitos tipos de *ciática* — a dor específica desse nervo ou de suas ramificações. Para alguns, *ciática* significa dor por toda a parte de trás da perna; para outros, a dor irradia pela lateral da perna. A dor também pode envolver somente uma parte da perna, do pé ou da coxa, a panturrilha ou a canela, a parte de cima do pé ou a sola. Por vezes, a dor ocorre na lateral da coxa e, depois, vai para o pé. Em casos mais raros, há dor no nervo somente em alguma parte da perna ou do braço, sem dor no pescoço nem nas costas.

Existem pacientes em que os nervos espinhais lombares superiores estão envolvidos e, nesses casos, a dor pode ser sentida na coxa superior, na virilha ou até mesmo na parte inferior do abdome. Embora os órgãos genitais sejam atendidos pelos nervos espinhais sacrais inferiores, de vez em quando encontramos um paciente com dor no escroto ou nos lábios vaginais, cuja origem está nos nervos espinhais lombares superiores. No primeiro capítulo, há uma descrição completa de quais nervos das costas superiores ou inferiores podem estar envolvidos.

As fibras dos nervos que transmitem informação ao cérebro são chamadas fibras nervosas *sensoriais*.

Fibras *motoras* viajam no sentido oposto. Elas levam mensagens do cérebro aos músculos que resultam em contração muscular e, portanto, em movimento. Contração muscular significa que o músculo é encurtado e, assim, move uma parte do corpo. Quando um músculo se contrai com força e continuamente, denominamos *espasmo*, como descrito antes. A dor é excruciante, visto que se trata de um estado anormal.

A maior parte dos nervos, como o ciático, é de nervos mistos. Ou seja, são compostos tanto de fibras sensoriais como de fibras motoras. É por isso que um dano ou uma irritação no nervo pode causar sintomas sensoriais e motores ao mesmo tempo, embora isso não necessariamente ocorra. Na TMS, há muita variação entre cada paciente. Pode haver somente sintomas sensoriais (dor, formigamento, dormência, queimação, pressão) ou, menos comum, apenas sintomas motores (sensação de fraqueza ou fraqueza de fato). É mais comum vermos sintomas sensoriais e motores.

TENDÕES E LIGAMENTOS

Muita coisa relacionada à TMS é misteriosa, e um dos aspectos mais difíceis de compreender é o aparente envolvimento dos tendões e ligamentos. Tendinite no cotovelo, no ombro ou no joelho, por exemplo, frequentemente desaparece ao longo do tratamento da TMS. Deve-se presumir, portanto, que se trata de uma parte da síndrome. Se é assim, qual a alteração fisiológica responsável pela dor?

De modo geral, assumiu-se que tendinite é o resultado de uma inflamação, mas não há nenhuma evidência de que isso seja verdade. Por ser parte da TMS, somos levados a imaginar que a privação de oxigênio está em ação. Embora os tendões não tenham vasos sanguíneos, são tecidos vivos e, portanto, devem ser supridos com nutrientes e oxigênio. É razoável supor que a falta de oxigênio também seja responsável pela dor em tendões e ligamentos. Qualquer que seja o mecanismo, fica claro que essas estruturas também estão envolvidas na charada arquitetada pelo cérebro para evitar ansiedade e raiva, e é muito importante saber que a tendinite é mais um componente da síndrome de tensão mioneural (TMS).

Resumo

Vamos revisar a fisiologia da TMS: começa com certos estados emocionais que ativam o sistema nervoso central, especificamente o sistema autônomo, resultando em vasoconstrição local e privação moderada de oxigênio de certos músculos, nervos, tendões e ligamentos. Essa falta de oxigênio é responsável pela dor, que é a manifestação primária da TMS, e pela possibilidade de anormalidades sensoriais (dormência, entorpecimento) e déficits motores, como fraqueza ou alterações nos reflexos tendinosos. (No capítulo 1, há muito mais detalhes sobre quais músculos, nervos, tendões e ligamentos são afetados.)

A razão de a mente ter optado por afetar esses músculos, nervos, tendões e ligamentos na TMS parece estar além de nossa capacidade de compreensão por ora. De fato, é provável que neste ponto da evolução da mente humana sejamos incapazes de entender como o cérebro funciona de maneira geral, como compreende e produz a linguagem, como pensa e se recorda, e assim por diante. Entender o mecanismo da TMS é apenas mais um dos muitos aspectos imponderáveis da função cerebral humana.

Embora possa ser de interesse acadêmico conhecer a fisiologia da TMS, com certeza não é essencial. Sabemos como interromper o distúrbio, como "curá-lo", pois conhecemos sua verdadeira causa. As alterações químicas e físicas que ocorrem em músculos, nervos, tendões e ligamentos que resultam em dor e outros sintomas são as consequências de um processo iniciado no cérebro por razões psicológicas. Como qualquer alteração da fisiologia normal que resulte em sintomas físicos serviria ao mesmo propósito, não é importante saber com precisão o que está acontecendo nesses tecidos. Como demonstraremos no próximo capítulo, sobre tratamento da TMS, concentrar-se em sua fisiologia e sintomatologia é realmente contraproducente e tende a perpetuar o problema em vez de aliviá-lo.

4. TRATAMENTO DA TMS

Histórico

Meu tratamento da síndrome de tensão mioneural (TMS) evoluiu nas últimas décadas graças a um conceito de diagnóstico evidente: as síndromes dolorosas são resultado de uma interação entre corpo e mente. Quando comecei a perceber que era esse o caso, minha reação automática foi explicar ao paciente o que achava que estava acontecendo. Ao mesmo tempo, prescrevia fisioterapia para todos, como sempre havia feito. Raciocinava que a fisioterapia não faria mal algum, e, já que acreditava que a privação de oxigênio era responsável pelos sintomas, poderia ser realmente benéfica, uma vez que todas as modalidades que prescrevia tendiam a aumentar a circulação local de sangue.

Com o passar do tempo, algo interessante surgiu. Descobri que a maioria dos pacientes que melhoraram estava entre aqueles que haviam aceitado a ideia de que a dor era resultado de fatores emocionais. Alguns dos que melhoraram permaneceram céticos em relação ao diagnóstico, mas responderam bem à fisioterapia. Também ficou evidente que alguns fisioterapeutas tiveram mais sucesso que outros. Com base nessas observações, duas conclusões terapêuticas foram alcançadas:
1. O fator mais importante na recuperação é que a pessoa tenha ciência do que está acontecendo; em outras palavras, a informação concedida é a "penicilina" para esse distúrbio.
2. Alguns pacientes vão reagir bem à fisioterapia e/ou terão na fisioterapia um efeito placebo. Como foi apontado anteriormente, não há problema com um efeito placebo, exceto que costuma ser temporário. Nosso objetivo é efetivar uma cura completa e permanente.

A eficácia do efeito placebo foi fácil de entender, mas fiquei perplexo com a importância óbvia de informar o paciente sobre o que estava acontecendo. Isso era terapia de conhecimento e não parecia fazer sentido algum. No entanto, fiquei encantado com sua eficácia, e minha taxa de cura foi nitidamente melhor. Além disso, enfim tive a sensação de que sabia o que estava acontecendo, apesar de minha incapacidade de explicar todos os detalhes. Isso não foi muito perturbador, pois, afinal, estávamos lidando com um processo do cérebro, e é de conhecimento geral que pouco se sabe sobre o funcionamento dele.

Durante esse período, trabalhei em estreita colaboração com um grupo de fisioterapeutas talentosos que aprenderam tudo sobre a síndrome de tensão mioneural e combinaram seu tratamento físico com a discussão dos fatores psicológicos envolvidos. Trabalhavam como suplentes meus e como fisioterapeutas. Foi uma decisão dolorosa parar de prescrever fisioterapia, porque eu valorizava muito o trabalho desses dedicados profissionais.

TRATAMENTO DA TMS

Ainda durante aqueles anos iniciais, desenvolvi uma relação de trabalho próxima com um pequeno grupo de psicólogos da equipe do The Rusk Institute of Rehabilitation Medicine, uma associação que existe desde 1948 nos Estados Unidos. Aprendi muito sobre psicologia com eles, que tiveram uma importante atuação no tratamento dos pacientes que precisaram de psicoterapia para sarar. Em essência, éramos um time.

Em 1979, talvez com certo atraso, comecei a reunir grupos de pacientes para o que se poderia chamar de palestras-debates. A cada ano que passava, tornava-se mais e mais óbvio que educar o paciente acerca da TMS era um fato terapêutico crucial. De vez em quando, eu consultava um paciente que havia passado por psicanálise ou que tinha feito psicoterapia durante muito tempo e, ainda assim, tinha uma síndrome dolorosa. Então, era claro que o entendimento psicológico não era suficiente para prevenir a TMS. Apenas quando os pacientes aprendiam os fatos sobre a TMS a dor ia embora. Começamos com quatro palestras de uma hora e evoluímos para duas sessões de duas horas cada, sendo que a primeira é dedicada à fisiologia e ao diagnóstico da TMS e a segunda, à psicologia da TMS e ao seu tratamento. O motivo das palestras era evidente: se a informação era tão importante para a recuperação dos pacientes, então tinham de receber todas as informações, e com qualidade, sobre TMS. Mais especificamente, era essencial que os pacientes soubessem exatamente o que não tinham (todos os diagnósticos estruturais) e o que tinham (TMS). De um ponto de vista puramente físico, a TMS é inofensiva; portanto, não tinham nada a temer em relação a isso. Todas as proibições e advertências eram desnecessárias. De fato, na verdade complicavam o problema ao provocar medo quando nada disso era apropriado.

Conceitos terapêuticos atuais

Se o propósito da dor é manter a pessoa focada no corpo, e se por meio dessas palestras o paciente pode ser convencido a ignorar os sintomas corporais e a pensar somente nos aspectos psicológicos, então não tornamos inútil a síndrome dolorosa?

É como revelar o segredo de uma operação secreta. Enquanto a pessoa não souber que a dor está funcionando como distração, a dor continuará fazendo isso sem ser perturbada. Contudo, no momento em que se compreende a questão (e ela deve ser compreendida de fato, pois a mera apreciação intelectual do processo não é suficiente), então a distração não funciona mais, e a dor para, pois não há mais necessidade dela. E é a informação que faz o trabalho.

A ilustração da página 85 ajuda a esclarecer esse ponto. É no cérebro, o órgão da mente, que são geradas as emoções inaceitáveis apresentadas no capítulo sobre a psicologia da TMS, daí a seta ascendente para a direita. Logo acima, está representada a mente consciente ou o que pode ser chamado "olho da mente". É para evitar que a mente consciente tome conhecimento das emoções desagradáveis que elas são reprimidas — isto é, mantidas no inconsciente. Deve ser porque algo na mente esteja temeroso de que essas emoções não vão permanecer reprimidas, de que estão tentando chegar à consciência, que resolve utilizar um mecanismo de *defesa* — psicologicamente falando, defesa é qualquer coisa que distrai a atenção da mente consciente (do "olho da mente") do que está sendo reprimido. Então o cérebro cria a TMS — a seta ascendente para a esquerda. Em seguida, a pessoa deve prestar atenção a todas as várias manifestações da TMS e pode evitar o desagrado de experimentar os sentimentos ruins que estão à direita.

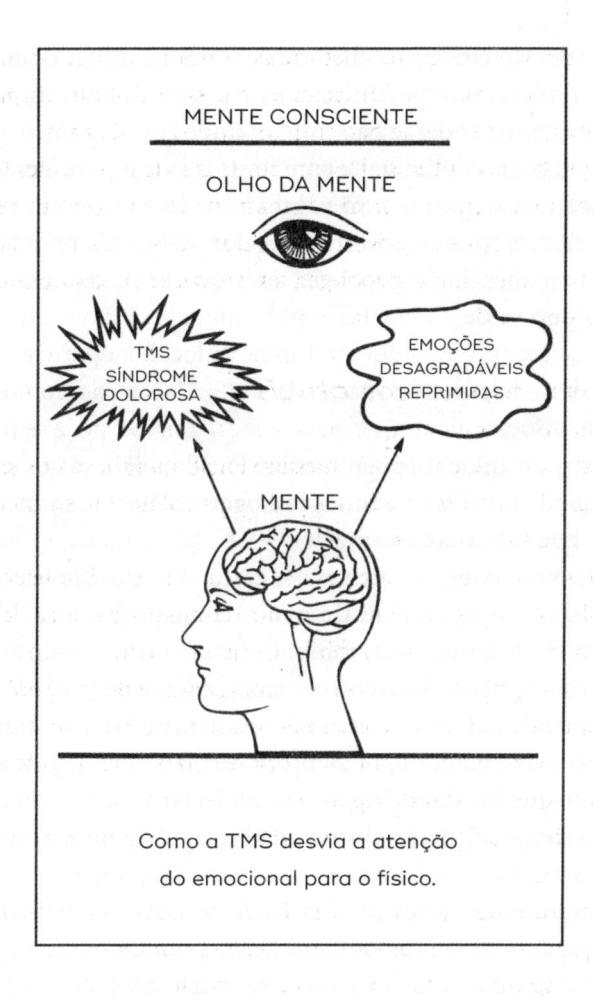

```
          MENTE CONSCIENTE
          ─────────────────

             OLHO DA MENTE
                  👁


    ┌─────────┐         ┌──────────────┐
    │   TMS   │         │   EMOÇÕES    │
    │ SÍNDROME│         │ DESAGRADÁVEIS│
    │ DOLOROSA│         │  REPRIMIDAS  │
    └─────────┘         └──────────────┘
         ↑                     ↑
         │      MENTE          │
          \    🧠             /
           \___|_____/
```

Como a TMS desvia a atenção
do emocional para o físico.

Essa ilustração é particularmente útil para entender por que uma pessoa consegue se livrar da TMS simplesmente aprendendo sobre a síndrome. Se consigo convencer a mente consciente de que a TMS não é séria nem digna de sua atenção, ou, melhor ainda, de que é uma farsa, uma simulação, que, em vez de temê-la, se deve ridicularizá-la, que a maioria dos diagnósticos estruturais não é válida e que as únicas coisas dignas de atenção são os sentimentos reprimidos, o que foi conquistado, então? Nós inutilizamos a TMS; a síndrome não vai ter mais a capacidade de atrair a atenção da mente consciente; a defesa é um fracasso (o segredo é revelado, a camuflagem é removida), o que significa que a dor cessa.

Se tudo isso soa como uma história de ficção científica ou um conto de fadas, só posso dizer que funciona e de fato funcionou em milhares de pessoas nas últimas décadas.

Eis uma história contundente para ilustrar esse ponto. Uma mulher veio de outra cidade passar pelo programa e teve um bom resultado. Algumas semanas após as palestras, sua dor se foi e ela retomou todas as antigas atividades, incluindo jogar tênis e correr. Certo dia, cerca de nove meses depois de completar o programa, ela estava correndo ao ar livre e desenvolveu uma dor em um novo local, na parte externa de um dos quadris, outra manifestação da TMS. Mais tarde, contou-me os detalhes do episódio.

Ela foi se consultar com seu médico local, que disse que ela tinha bursite do quadril e a fez passar por radiografias, injeções e medicação. Ela admitiu que estava com muita dor — e há três semanas — enquanto falava ao telefone comigo e que eu estava certo de repreendê-la por seguir a recomendação do médico dela. Depois de nossa conversa, disse que ficou refletindo durante vários minutos, ficou brava — muito zangada consigo mesma e, especialmente, com o cérebro por ter pregado tal peça — e acabou tendo uma boa conversa com seu cérebro. Dentro de dois minutos, a dor desapareceu por completo e não voltou. Espantada com a rapidez com que sua dor desapareceu, começou a correr de novo, concentrando-se no problema real: a ansiedade inconsciente de se machucar durante o exercício.

O importante nessa história é que a informação foi o fator crucial de cura e que funcionou rápido, porque essa mulher já havia passado por nosso programa e integrado (ou seja, havia aceitado em um nível bem profundo) os conceitos da TMS. A dor não teria desaparecido instantaneamente se ela não conhecesse a TMS. Entretanto, como tinha as informações por já ter passado pelo programa de palestras, no momento em que percebeu que a dor no quadril era outra manifestação da TMS, a dor desapareceu ao não ser mais capaz de prender a atenção da mulher como um distúrbio físico legítimo nem conseguir mais distraí-la do mundo de suas emoções.

Você pode perguntar: "Por que ela teve uma recorrência da dor?".

A ocorrência da dor na TMS significa sempre a presença de sentimentos ruins reprimidos, como raiva e ansiedade.

"Mas seu programa deveria prevenir esse tipo de coisa. O que aconteceu nesse caso?"

O fato de essa mulher ter desenvolvido dor em um novo lugar nos revela que seu cérebro ainda estava tentando usar a TMS para esconder sentimentos reprimidos. Discuti essa questão com ela, e concordamos que, se isso acontecesse de novo, seria sensato considerar fazer psicoterapia. (Veja na página 95 uma discussão sobre quem precisa de psicoterapia e quem não precisa.)

Embora esse assunto já tenha sido discutido no capítulo sobre psicologia da TMS, não seria exagero repetir que existem forças claramente opostas na mente quanto a qual será o destino das emoções reprimidas. Deve haver uma força (não consigo encontrar uma palavra melhor) que esteja tentando trazer esses sentimentos ao consciente, apesar de seu conteúdo desagradável. Se fossem subconscientes e destinados a permanecer assim, não haveria necessidade de um processo diversivo como a TMS. A existência da TMS sugere que algo está tentando trazer à tona esses sentimentos ruins. Pode-se chamar isso de *raciocínio circular*, exceto que há evidências bem documentadas na literatura de psicologia de que as pessoas exibem uma ampla variedade de comportamentos projetados para permitir que evitem passar por experiências emocionais desagradáveis ou dolorosas. Um exemplo clássico é a misofobia — o medo intenso de sujeira e contaminação. A pessoa é obcecada por germes e lava as mãos cem vezes por dia. (Alguns podem chamar isso de transtorno obsessivo-compulsivo, ou TOC,[1] mas é o medo de germes que produz a compulsão para lavar as mãos.) Comportamento ilógico como esse tem sido reconhecido como uma espécie de substituto ou deslocamento de sentimentos fortes e inconscientes com os quais a pessoa não consegue lidar, daí a preocupação com germes.

A TMS tem esse mesmo objetivo: manter a atenção voltada para o corpo, assim como uma variedade de outros distúrbios físicos, como cefaleia tensional, enxaqueca, rinite alérgica, eczema, palpitações cardíacas, etc.

---

[1]. O livro *TOC: livre-se do transtorno obsessivo-compulsivo*, de Jeffrey M. Schwartz e Beverly Beyette (São Paulo: Cienbook, 2019), traz mais informações sobre o transtorno e um método de autotratamento em quatro passos. (N. T.)

Estratégias do tratamento

O programa de tratamento se apoia em dois pilares:
1. A aquisição do conhecimento, a compreensão da natureza do distúrbio.
2. A habilidade de *agir* com base nesse conhecimento e, assim, alterar o comportamento do cérebro.

PENSE PSICOLOGICAMENTE

A pessoa deve aprender tudo sobre TMS, o que realmente causa a dor e que parte do cérebro é a responsável — tudo o que foi abordado nos capítulos sobre fisiologia e manifestações. Então, ela revisa a psicologia do distúrbio, o fato de que todos nós tendemos a gerar raiva e ansiedade em nossa cultura e que os mais compulsivos e perfeccionistas geram mais ainda esses sentimentos. O que a pessoa deve fazer, portanto, é desenvolver o hábito de "pensar psicologicamente" em vez de fisicamente. Em outras palavras, sugiro aos pacientes que, quando tomarem ciência da dor, devem alterar de modo consciente e forçado a atenção para algo psicológico, como alguma coisa com a qual estão preocupados, um problema crônico familiar ou financeiro, uma fonte recorrente de irritação, qualquer coisa no âmbito psicológico, pois isso manda uma mensagem para o cérebro de que não serão mais enganados pela dor. Quando essa mensagem alcança as profundezas da mente, o subconsciente, a dor cessa.

Isso traz à tona outro ponto importante. É claro que todo mundo deseja que a dor vá embora de imediato. Com frequência, pacientes dizem: "Certo, entendo perfeitamente o que você está dizendo, mas por que a dor não para?".

Os últimos versos de um poema de Edna St. Vincent Millay ilustram o motivo de a dor não desaparecer tão depressa:

Ai de mim que o coração tão devagar aprende
O que contempla a cada volta a veloz mente.

Se substituirmos as palavras "mente subconsciente" por "coração", o ponto fica claro. A mente consciente é veloz; ela consegue captar e aceitar as coisas com rapidez. O subconsciente é devagar, deliberado, não se apressa em aceitar novas ideias e alterações, o que sem dúvida é uma coisa boa. Não fosse assim, os humanos seriam animais muito instáveis. Entretanto, em momentos como esse, quando queremos que as coisas mudem rápido, ficamos impacientes com o lento subconsciente.

Mas quanto tempo leva para a dor cessar? Embora eu esteja relutante em citar números, a experiência mostrou que a maioria das pessoas tem resolução da maior parte dos sintomas de duas a seis semanas após as palestras. Os pacientes são avisados, no entanto, de que esse prazo pode ser prolongado se ficarem contando os dias ou semanas ou se ficarem desencorajados se a dor não desaparecer quando acharem que deve desaparecer. Os seres humanos não são máquinas, e há muitos fatores que tendem a fazer o tempo de resolução variar. Quão fortes são as emoções reprimidas? Quanto medo a pessoa acumulou ao longo dos anos? Com que facilidade consegue repudiar os diagnósticos estruturais que recebeu antes?

CONVERSE COM SEU CÉREBRO

Essa é outra estratégia útil que parece boba a princípio, mas que tem grande valor. Os pacientes são encorajados a conversar com o próprio cérebro. Tantos pacientes relataram ter obtido bons resultados ao fazer isso que, agora, sempre sugiro, apesar dos persistentes sentimentos de tolice. Trata-se de conscientemente assumir o controle, em vez de sentir-se uma vítima indefesa e intimidada, sensação tão comum em pessoas com essa síndrome. A pessoa está se afirmando, dizendo ao cérebro que não vai tolerar essa situação — e funciona. Os pacientes relatam que são realmente capazes de interromper um episódio de dor dessa forma. A mulher cujo caso foi descrito nas páginas 86-87 fez exatamente isso e experimentou uma cessação imediata da dor. É uma estratégia muito útil.

RETOME ATIVIDADES FÍSICAS

Talvez a coisa mais importante (porém mais difícil) que os pacientes devem fazer é retomar as atividades físicas, inclusive as mais vigorosas. Significa superar o medo de curvar o corpo, levantar peso, correr, jogar tênis ou praticar qualquer outro esporte e centenas de outras atividades físicas. Significa desaprender todas aquelas bobagens sobre o jeito correto que se deveria curvar o corpo, levantar, sentar, ficar em pé, deitar na cama, que estilos de natação são bons ou ruins, que tipo de cadeira ou colchão é melhor, que sapatos ou coletes ou braçadeiras deveria usar, e várias outras pequenas mitologias médicas.

As diversas disciplinas de saúde interessadas nas costas tiveram sucesso em criar um exército de pessoas parcialmente deficientes nos Estados Unidos por meio de seus conceitos medievais de dano estrutural e ferimento como origem da dor nas costas. Ainda que frequentemente seja difícil, todos os pacientes têm de superar seu medo e retomar por completo sua atividade física habitual. É preciso fazer isso não apenas para se tornar um ser humano normal de novo (embora, por si só, esse seja um motivo físico e psicológico bom o bastante) como também para se libertar do medo de atividade física, que não raro é mais eficaz que a dor na função de manter a mente da pessoa focada no corpo. Esse é o objetivo da TMS: evitar que a mente cuide de coisas emocionais. Como Snoopy, este nosso grande filósofo, disse certa vez: "Não há nada como um pouco de dor física para manter a mente longe de seus problemas emocionais". Charles M. Schulz, criador da tirinha *Peanuts*, claramente era um homem muito perceptivo.

Hoje acredito que as restrições físicas impostas pela TMS são muito mais importantes que a dor; assim, é imperativo que o paciente gradualmente as supere. Se os pacientes não forem capazes de fazer isso, estarão condenados a ter recorrências de dor. Algumas páginas atrás, foram mencionadas fobias. O medo difundido e universal de atividade física em pessoas com essas síndromes dolorosas, especialmente na lombar, fez-me sugerir a criação de uma nova palavra: *fisicofobia*. Trata-se de um fator importante na perpetuação de síndromes dolorosas na lombar.

Deve-se notar, entre parênteses, que o aconselhamento para retomar atividade física normal, incluindo a mais vigorosa, foi dado a um grande número de pacientes nas últimas décadas. Não me lembro de nenhuma pessoa que tenha dito depois que esse conselho causou mais problemas nas costas.

Sugiro aos pacientes que iniciem o processo de retomada da atividade física quando experimentarem uma redução significativa da dor e quando estiverem confiantes com o diagnóstico. Começar de modo prematuro significa apenas que provavelmente vão induzir a dor, assustar-se e, com isso, retardar o processo de recuperação. Os pacientes geralmente são condicionados a esperar dor com atividade física e, portanto, não devem desafiar os padrões programados até que tenham desenvolvido um grau razoável de confiança no diagnóstico.

Um de meus pacientes, um advogado de trinta e poucos anos, teve uma experiência interessante. Ele passou pelo programa sem intercorrências e, em poucas semanas, ficou livre de dor e voltou a fazer tudo, exceto uma coisa. Estava com medo de correr. Explicou-me mais tarde que, por tantos anos, tinham martelado em sua cabeça que correr era ruim para suas costas que simplesmente não conseguia ter coragem para tentar, embora pudesse fazer outras coisas bem mais extenuantes que correr. Depois de quase um ano, ele decidiu que isso era bobagem e que iria correr. Assim o fez, e sua dor retornou. Agora estava em uma encruzilhada: deveria continuar a correr ou recuar? Ele pediu meu conselho, mas infelizmente eu estava de férias e ele teve de tomar uma decisão sozinho. Sabiamente, decidiu insistir. Continuou a correr e continuou a sentir dor. Então, certa noite acordou subitamente com uma dor muito aguda na parte superior das costas, mas sua dor lombar tinha desaparecido. Sabendo que a TMS costuma se mover para lugares diferentes durante o processo de recuperação, concluiu que provavelmente havia vencido, e tinha mesmo. Após alguns dias, a dor na parte superior das costas também desapareceu, e ele não teve recorrência da dor nas costas nem na região lombar desde então.

É preciso confrontar a TMS, combatê-la, ou os sintomas permanecerão. Perder o medo e retomar a atividade física normal é, possivelmente, a parte mais importante do processo terapêutico.

PARE COM TODO E QUALQUER TRATAMENTO FÍSICO

Outro ponto essencial para a recuperação completa é que todas as formas de tratamento ou terapia física devem ser abandonadas. É útil entender que não parei de prescrever fisioterapia até que tivessem passado doze ou treze anos do início do diagnóstico. Levei esse período todo para romper totalmente com todas as antigas tradições que havia aprendido. De modo conceitual, prescrever fisioterapia contradiz o que descobrimos ser o único jeito racional de tratar o problema; quer dizer, ensinando sobre o processo e, assim, invalidando-o onde tem início — na mente. Além disso, tornara-se óbvio que alguns pacientes tinham depositado toda a sua confiança na fisioterapia (ou em um fisioterapeuta) e estavam obtendo curas que eram placebo (veja página 126), o que significava que, mais cedo ou mais tarde, sentiriam dor de novo. O princípio é que a pessoa precisa renunciar a toda explicação estrutural tanto para a dor quanto para a cura dela, senão os sintomas vão continuar. Manipulação, calor, massagem, exercício e acupuntura... Tudo isso pressupõe um distúrbio físico que pode ser tratado por algum meio físico. A não ser que esse conceito todo seja repudiado, a dor e os outros sintomas vão continuar.

Os pacientes costumam ficar chocados quando se sugere que interrompam os exercícios e alongamentos que foram ensinados a fazer para as costas. Porém, isso é essencial para estabelecer firmemente na mente o que é importante. Exercício com o objetivo de ter boa saúde é outra coisa, claro, e é fortemente encorajado.

REVISE OS LEMBRETES DIÁRIOS

Essa é uma estratégia importante, mas deve-se ter cuidado para não a transformar em um ritual. Os pacientes recebem uma lista com doze pensamentos-chave, e é sugerido que ao menos uma vez ao dia reservem mais ou menos quinze minutos para relaxar e revisá-los. São chamados lembretes diários.

- A dor é causada pela TMS, e não por uma anormalidade estrutural.
- A razão direta da dor é uma leve privação de oxigênio.
- A TMS é uma condição inofensiva, causada por minhas emoções reprimidas.
- A emoção principal é minha raiva reprimida.
- A TMS existe somente para distrair minha atenção das emoções.
- Já que minhas costas são basicamente normais, não tenho nada a temer.
- Logo, atividades físicas não são perigosas.
- E devo retomar todas as minhas atividades físicas normais.
- Não ficarei preocupado nem serei intimidado pela dor.
- Vou transferir minha atenção da dor para as questões emocionais.

- Eu pretendo estar no controle — e não minha mente subconsciente.
- Preciso ter em mente o tempo todo que é psicológico, e não físico.

Ao final da segunda palestra-debate, assume-se que a informação sobre a TMS foi intelectualmente processada. Então, os pacientes são levados a dar a oportunidade de essa informação "assentar", de integrar-se, de aceitar em um nível subconsciente, pois a aceitação consciente, embora fundamental como um primeiro passo, não basta para reverter a TMS. Os pacientes são instruídos a aguardar de duas a quatro semanas para depois me ligar, caso não tenham feito progresso suficiente. Se isso acontece, agendo uma consulta com a pessoa ou, o que é mais comum, organizo um pequeno encontro com pacientes na mesma situação (que tenham feito pouco ou nenhum progresso) ou que tenham sofrido recorrências depois de meses ou anos livres da dor. O objetivo dessas sessões é descobrir a razão da recorrência ou da falta de progresso.

Encontros de pequenos grupos para acompanhamento

A primeira coisa a confirmar é se o paciente entende e aceita o diagnóstico. Vamos tomar um paciente imaginário, um homem de negócios de 50 anos. Ele vem ao encontro porque não sentiu melhora depois de assistir às palestras. Estes são alguns motivos possíveis:

1. Ele aceita 90% do diagnóstico, mas ainda pensa que a hérnia de disco mostrada na tomografia computadorizada ou ressonância magnética tem alguma relação com a dor.
2. Ele acha difícil acreditar que a dor possa passar só com um programa educacional.
3. Ele aceita o diagnóstico, mas não consegue reunir coragem para começar uma atividade física.

Impedimentos mentais como esses autorizam o cérebro a continuar com a TMS, já que o homem ainda acredita que seus sintomas são um distúrbio físico. Enquanto ele tiver qualquer preocupação, ainda que mínima, com o que o corpo está fazendo, a dor vai continuar. A confiança dele no diagnóstico deve ser construída de modo que possa aceitar o fato de que tem TMS.

A pessoa sentada ao lado dele é uma dona de casa de 30 anos, esposa e mãe. Ela conta que não melhorou nada desde as palestras, mas não se surpreende porque sua vida está caótica como sempre; está perpetuamente cansada e incomodada e nunca sente que fez as coisas tão bem quanto deveria.

Ela então escuta que nunca deixará de ser perfeccionista, que sempre terá muito o que fazer, mas que o segredo de superar a TMS não é mudar a si mesma, mas simplesmente reconhecer que a combinação das realidades de sua vida com sua personalidade faz com que gere uma enorme quantidade de ansiedade e raiva.

Sim, raiva também. Essa mulher provavelmente nunca admitiu o fato de que, embora ame muito suas três filhas, está, ao mesmo tempo, irritada com as meninas pelo que é exigido dela. A ideia de que pode estar inconscientemente com raiva das filhas está além do limite de sua experiência. Quando captar a ideia de que a cura está em reconhecer os sentimentos subconscientes inaceitáveis, a dor vai cessar.

O homem na última fileira, que ergue a mão em seguida, é um mestre de obras de 45 anos que entrou no programa há três anos e que, até a semana passada, estava bem — sem dor, sem restrições físicas, sem problemas. Então, do nada, desenvolveu um espasmo agudo nas costas e agora está com dores fortes. Se não tivesse passado pelo programa, ficaria com muito medo. Ainda assim, não consegue entender por que isso aconteceu.

"O que está acontecendo na sua vida?", eu pergunto. "Nada de mais", ele responde. "Minha esposa vai bem, as crianças também, não temos nenhum problema de saúde ou financeiro." Mas a ocorrência de um espasmo agudo significa que tem algo psicológico acontecendo, porque a TMS é um termômetro emocional. Então continuo com as perguntas, até que por fim ele revela que tem tido problemas no trabalho, dificuldades com alguns dos homens que supervisiona e críticas do chefe.

"Nada com que eu não saiba lidar", diz ele, mas sem perceber que, embora esteja "lidando" com a coisa, está gerando grande quantidade de ansiedade e raiva nesse processo. Há sempre uma atividade emocional importante acontecendo abaixo do nível de consciência, e não temos como perceber isso a não ser que a experiência tenha nos ensinado a suspeitar e antecipar.

Ele sai do encontro um pouco mais sábio sobre como funcionam suas entranhas emocionais. A dor nas costas vai ceder, e espera-se que pense em suas reações internas na próxima vez que for confrontado com uma situação estressante.

Os encontros de pequenos grupos provaram ser uma valiosa ferramenta terapêutica. Os pacientes não apenas ganham compreensão sobre suas próprias situações como também lucram com as experiências dos outros. É sempre reconfortante saber que existem outras pessoas passando pela mesma coisa que você. Esses encontros também me dão a oportunidade de decidir quais pacientes talvez precisem da assistência de um psicoterapeuta.

Psicoterapia

Apesar de cerca de 95% de nossos pacientes passarem pelo programa sem psicoterapia, alguns precisam de ajuda. Isso significa simplesmente que têm níveis mais altos de ansiedade, raiva e outros sentimentos reprimidos e que seus cérebros não vão desistir fácil dessa estratégia conveniente de esconder esses sentimentos. Quando alguém me diz que está com dificuldade de aceitar o diagnóstico, suspeito que haja resistência no subconsciente de abrir mão da TMS.

Lembro-me de um paciente que relatou que, quando começou a tomar consciência desses sentimentos reprimidos havia muito tempo (por meio da psicoterapia), achava-os tão dolorosos e assustadores que relutava em lidar com eles.

Não se trata de pessoas que sofrem de doença mental; são pessoas que levam uma vida normal e produtiva, mas que têm uma bagagem emocional subconsciente que até então desconheciam. Às vezes, acontecem coisas na infância que deixam a pessoa com um grande reservatório de ressentimento e raiva, mas os sentimentos ficam enterrados fundo porque são muito assustadores ou socialmente inaceitáveis para serem autorizados a alcançar a consciência. Como foi dito antes, essa tendência a reprimir sentimentos ruins é universal, é algo que todos nós fazemos em maior ou menor escala. Não se trata de ser neurótico — senão somos todos neuróticos.

Entretanto, em alguns casos, como uma pessoa abusada na infância, os sentimentos reprimidos podem ser fortes, e é necessário que receba ajuda para reconhecer que esses sentimentos estão presentes e aprender a lidar com eles. Esse é o papel da psicoterapia.

Infelizmente, a sociedade ainda está atrasada em relação à necessidade e ao motivo da psicoterapia, e foi disseminada uma sensação de que qualquer pessoa que precise de psicoterapia é fraca ou incompetente. Encobrir sentimentos reprimidos não tem nada a ver com força de caráter ou competência mental. No entanto, somos tão ignorantes sobre esse assunto que, muitas vezes, discriminamos quem já fez psicoterapia.

Duas coisas são enfatizadas sobre a necessidade de psicoterapia em nosso programa: apenas cerca de 5% dos pacientes precisam dela e não é uma desgraça fazer parte desses 5%.

Tenho grande admiração pelas pessoas que passam por nosso programa. Elas devem superar impedimentos bastante consideráveis para poderem melhorar. Um deles é o ceticismo e, às vezes, o ridículo com que deparam. Outra é o aconselhamento constante, geralmente dos membros da família, para serem cuidadosas ("Não levante isso", "Não se curve", "Não esqueça de usar seu colete"). Por essa razão, incentivo a participação plena de familiares próximos para que não prejudiquem o processo terapêutico.

Um dos maiores problemas dos pacientes é desenvolver a confiança de que podem banir esse distúrbio físico com um programa de aprendizado. Esse tipo de coisa está completamente fora da experiência médica das pessoas. É meu trabalho convencê-las de que é possível.

Pesquisas de acompanhamento

Um importante fator que dá confiança ao paciente é o fato de que a maioria das pessoas que passaram pelo programa obteve sucesso. Em 1982, fizemos uma pesquisa de acompanhamento com 177 pacientes que haviam passado pelo tratamento entre 1978 e 1981. Setenta e seis por cento levavam vidas normais com um pouquinho de dor ou nenhuma dor, 8% haviam melhorado e 16% não tinham sofrido alteração. Alguns desses pacientes não tiveram o benefício das palestras, e em diversos aspectos o programa não era tão sofisticado quanto é hoje.

Em 1987, um estudo de acompanhamento similar foi feito, dessa vez em um grupo de pacientes que tiveram hérnia de disco mostrada por tomografia computadorizada e passaram pelo programa de TMS entre 1983 e 1986. Nessa ocasião, 88% dos pacientes (96 pessoas) foram bem-sucedidos, 10% sentiram melhora e apenas 2% ficaram inalterados.

O conhecido jornalista e escritor Tony Schwartz, que foi tratado com sucesso em 1986, em um artigo que escreveu para a revista *New York* sobre o doutor Bernie Siegel,[2] mencionou que esse médico havia encaminhado ao programa quarenta pacientes para tratamento e que 39 deles estavam livres de dor.

Um colega mais novo, o doutor Michael Sinel, que depois se tornou assistente do diretor do setor de medicina física ambulatorial do Cedars-Sinai Medical Center, em Los Angeles (Estados Unidos), fez o diagnóstico e tratou de cerca de cinquenta pacientes. Seu trabalho é digno de nota, porque incluídos em seu grupo de pacientes estão alguns que não eram necessariamente receptivos à ideia de distúrbio induzido por tensão, o que tornava seu trabalho muito mais difícil. No entanto, seguindo os conceitos básicos apresentados neste livro, seus dados preliminares indicam que 75% dos pacientes tiveram boa ou excelente resolução da dor e mais de 90% tiveram melhora funcional significativa.

Convidei meus colegas a encontros médicos para observar o programa e receberia de bom grado uma pesquisa conduzida por uma organização externa. Estatísticas tão impressionantes quanto as minhas costumam evocar ceticismo na comunidade médica.

Há razões para acreditar que as estatísticas permanecerão favoráveis, uma vez que agora entrevisto pacientes antes da consulta, a fim de desencorajar os que chegam e não são receptivos ao diagnóstico. A realidade é que apenas uma pequena porção das pessoas que têm dor nas costas está aberta ao diagnóstico, e é um desperdício de tempo e esforço tentar tratar alguém que não é capaz de aceitar o diagnóstico de TMS.

Alguns críticos disseram que eu obtive resultados tão bons porque só aceito pacientes que acreditam em meus conceitos. Mas só consigo trabalhar com pacientes que sejam razoavelmente receptivos à ideia de que suas emoções são responsáveis por sua dor. Mesmo assim, a maioria de meus pacientes ainda está cética quando os vejo pela primeira vez. É meu

---

2. Bernie Siegel é clínico geral e cirurgião pediátrico aposentado. Escreveu livros sobre autocura, e sua principal obra é *Paz, amor e cura* (São Paulo: Summus Editorial, 1996). (N. T.)

trabalho convencê-los da lógica do diagnóstico, porque somente reconhecendo o papel das emoções podemos convencer o cérebro a parar de fazer o que está fazendo. Isso não é acreditar — é aprender.

Um cirurgião operaria um paciente que não apresentasse um bom risco cirúrgico? Eu deveria ser menos seletivo que um cirurgião?

Outra crítica comum de meus colegas, já que estamos falando de críticos, é que eu vou longe demais ao afirmar que a maioria das síndromes dolorosas de pescoço, ombros e costas é por causa da TMS. "Ele pode estar certo em 30% a 40% dos casos", dizem.

Se 30% a 40% dos pacientes com dor nas costas têm TMS, por que, então, esses críticos *nunca* fazem esse diagnóstico?

O triste fato é que não conseguem aceitar a TMS porque significaria repudiar preconceitos diagnósticos de longa data e reconhecer o papel das emoções nessas síndromes dolorosas.

Os resultados do tratamento são a única prova sólida da precisão do diagnóstico e da eficácia do programa terapêutico. De fato, muitas das pessoas que me procuram conhecem um ou mais pacientes tratados com sucesso. Mas isso não é novidade na medicina, pois a melhor fonte de referência ainda é um paciente tratado com sucesso.

Deve-se enfatizar que não considero que alguém tenha sido tratado com sucesso a menos que esteja livre de dor significativa (todo mundo tem direito a sentir um pouco de dor de vez em quando) e seja capaz de praticar atividade física sem restrições *nem medo*. Como dito antes, o medo da atividade física pode ser mais incapacitante que a dor para alguém que sofre de dor crônica. Praticamente todo mundo que consulto tem sido um prisioneiro do medo (de se machucar, de provocar uma crise), e isso funciona ainda melhor que a dor para manter a atenção focada no corpo em vez de nas emoções. É nosso trabalho libertar os pacientes desse medo generalizado.

Eu me vejo procurando incessantemente maneiras de transmitir essa mensagem. Como nem todas as frases convencem a todos da mesma maneira, eu uso todas elas:

"Vamos tentar fazer com que seu corpo pare de reagir fisicamente a suas emoções."

"Queremos que você aprenda a enviar mensagens a sua mente subconsciente."

"Informação é a penicilina que cura esse distúrbio."

"Conhecimento é cura."

"Até agora, sua mente subconsciente esteve no comando; vou ensiná-lo como fazer sua mente consciente assumir o controle."

"Fique bravo com seu cérebro; fale com ele; não deixe barato."
"TMS é um truque de sua mente. Não caia nele."

"TMS é um espetáculo montado com o intuito de distraí-lo do que está acontecendo emocionalmente."

"Os sintomas são um show para mascarar o que está acontecendo na psique."

"A maioria das alterações estruturais em sua coluna é ocorrência natural."

"O cérebro não quer encarar a raiva reprimida, por isso está fugindo dela."

"Se der risada da dor ou se ignorá-la, estará ensinando ao cérebro a enviar novas mensagens aos músculos."

"Vamos ajudá-lo a tomar em suas mãos a espada de Dâmocles, em vez de tê-la pendurada sobre sua cabeça."[3]

---

3. Referência a um conto do historiador grego Timeu (c. 350 a.C.-c. 264 a.C.). Dâmocles era um cortesão bajulador da corte de Dionísio, o tirano de Siracusa, na Sicília do século IV a.C. Certo dia, Dâmocles tanto elogiou o fato de Dionísio ter grande poder e autoridade que o tirano propôs que trocassem de lugar. Dâmocles então teve a oportunidade de sentir na pele todos os luxos da posição. Porém, Dionísio fez pender por um fio de crina de cavalo uma enorme espada sobre a cabeça de Dâmocles, simbolizando a verdadeira sensação de ser rei: apesar da fortuna, havia muito medo e ansiedade em relação aos perigos que podiam tomar o poder. Dâmocles, enfim, compreendeu o alto custo do poder e pediu para partir. (N. T.)

Sou particularmente grato a uma paciente, a senhora Norma Puziss, que me apresentou o seguinte texto ao fim de seu programa de tratamento. Agora, ele faz parte da palestra-debate.

Pense psicologicamente, e não fisicamente
É uma ideia que mexe com a cabeça da gente.
Ninguém nunca poderia imaginar
Que emoções tão profundamente reprimidas
Tensões fortes assim fariam criar
Sem falar
Da TMS.
Não há nada a temer!
Ouviu bem, subconsciente?
Você se concentra na dor,
A desgraça de quem sofre com as costas,
Para desviar a atenção
De uma escondida tensão.
Seu segredo foi revelado;
Sua influência foi perdida.
Por isso desista, vá embora —
A TMS é benigna!
Agora sou eu quem está no controle.
Aprendi que só preciso ter uma coisa em mente:
Não é físico; devo pensar psicologicamente.

Tenho certeza de que esses versos têm sido de grande ajuda para vários pacientes, já que captam com tanta graça uma das ideias básicas.

Visto ser característico das pessoas com TMS se sentirem vitimizadas e não estar no controle, o programa de tratamento deve ajudá-las a recuperar seu senso de poder, apontando que a fonte da dor é um processo inofensivo. Encorajo os pacientes a desenvolver uma atitude de desdém em relação à dor para substituir seus fortes sentimentos de intimidação. Tal atitude envia uma mensagem ao subconsciente de que a estratégia de manter a atenção voltada para o corpo está prestes a falhar — o que significa a cessação da dor.

Perguntas frequentes

Um dos conceitos mais difíceis de entender é de que não é preciso eliminar a tensão da vida da pessoa. A seguir, apresento as perguntas que mais ouço com suas respectivas respostas.

Como posso mudar minha personalidade e como faço para parar de gerar ansiedade e raiva?

Se esses fossem pré-requisitos para a recuperação, minha taxa de cura seria zero. Não se trata de mudar as emoções de uma pessoa, mas sim de reconhecer que existem e que, por meio do mecanismo da síndrome da dor, o cérebro está tentando impedir que tome ciência de sua existência. Esse é o ponto-chave para entender por que o conhecimento é a cura eficaz.

Como você sabe que o que está fazendo não é um placebo?

Essa é uma pergunta excelente e que sempre me preocupou, porque uma reação placebo deve ser evitada zelosamente. Uma cura placebo é quase sempre temporária, e estamos aqui procurando uma solução permanente para a dor. Portanto, não estaríamos satisfeitos com uma cura placebo. Isso é muito comum. As pessoas recebem uma grande variedade de tratamentos físicos, sentem-se melhor durante alguns dias e depois precisam de outro tratamento. (E, é claro, nunca superam o medo da atividade física.) Uma das razões pelas quais sei que o programa de TMS não induz uma reação placebo é o fato de quase todos os pacientes terem uma solução permanente dos sintomas.

Uma segunda razão é que o efeito placebo é baseado na fé cega; os pacientes sabem pouco ou nada sobre o distúrbio que têm e a razão do tratamento. Eles simplesmente confiam em quem está aplicando o tratamento. O programa educacional empregado no tratamento da TMS é exatamente o oposto. Eu ensino os pacientes tudo o que sei sobre o distúrbio; eles são encorajados a fazer perguntas e avisados de que devem achar o diagnóstico lógico e consistente. Sua recuperação depende da informação, da conscientização. São participantes ativos no processo de recuperação. Isso é tudo menos um processo placebo.

Talvez o argumento mais convincente de que nosso trabalho não é um placebo é o fato de, em numerosas ocasiões desde a publicação do livro *Mind over back pain*, antecessor deste, pessoas relatarem a resolução completa e permanente da dor simplesmente lendo o livro. Não há influência de personalidade aqui, não há uma abordagem particular de um médico específico, mas apenas informações simples e sólidas. E aprendemos que só precisamos disso para banir a TMS.

Por que parou de usar a fisioterapia como parte de seu programa de tratamento?

Isso já foi falado antes, mas vale a pena repetir. Como acabamos de dizer, qualquer tratamento físico pode ser um placebo, inclusive fisioterapia, e nos esforçamos para evitar isso porque o resultado desse tipo de abordagem é temporário. Porém, há outra razão, mais sutil. Se estou tentando fazer as pessoas pararem de prestar atenção em seus corpos e começarem a pensar psicologicamente sobre sua dor, não estaria contradizendo minha própria estratégia terapêutica se prescrevesse fisioterapia? Levei muito tempo para perceber isso e ter coragem de parar de indicar fisioterapia, afinal, eu fui ensinado a depender de tratamentos físicos como todos os outros médicos. Só lembro agora com algum esforço como foi difícil começar a "ficar puro" — isto é, a depender exclusivamente do programa educacional. De fato, para enfatizar esse ponto, recomendo aos pacientes que, pela mesma razão, parem de fazer todos os exercícios que são projetados para proteger ou ajudar as costas. Não devem fazer *nada* que conduza o foco de sua atenção para a área dolorida.

Nessa mesma linha, os pacientes aprendem que não há maneira correta de curvar o corpo ou de levantar, não é necessário evitar cadeiras ou colchões macios, coletes e colares cervicais são desnecessários e, em geral, o grande número de recomendações e proibições que se tornaram parte do folclore da dor nas costas simplesmente não tem fundamento, porque a TMS é uma condição inofensiva, e não há nada estruturalmente errado com as costas. Correr não faz mal para a coluna; músculos abdominais fracos não causam dor nas costas; fortes músculos nas costas não impedem a dor nas costas; é perfeitamente correto arquear as costas, nadar nos estilos *crawl* ou peito; o homem *deveria* andar ereto (o *Homo sapiens* e seus ancestrais o fazem há 3 ou 4 milhões de anos); uma perna curta não causa dor nas costas. Eu poderia continuar indefinidamente.

Qual é a diferença entre TMS e dor sentida quando se força demais músculos que não costumam ser usados?

É fácil. Quando você faz alguma atividade física incomum e acorda na manhã seguinte com dores nos braços ou nas pernas, é um tipo de dor boa e que geralmente desaparece no dia seguinte. A dor da TMS é sempre desagradável e, quando desaparece, não ocorre de forma muito rápida.

Que tipo de exercício posso fazer?

Quando a dor tiver diminuído, pode-se fazer qualquer tipo de exercício — quanto mais extenuante, melhor. Obviamente, um treino intenso só pode ser feito após consultar um médico. Mas o exercício deve ser feito por razões gerais de saúde, e não pelas costas.

Vamos dizer que a dor em minha lombar tenha passado e que comece no pescoço e nos ombros. O que posso fazer?

Meu conselho rotineiro aos pacientes é me telefonar para que possamos discutir o significado da mudança. Durante as primeiras fases do programa de tratamento, o cérebro pode tentar levar a TMS para algum outro lugar do pescoço, dos ombros, das costas ou das nádegas. Ele reluta em abandonar essa estratégia conveniente para desviar a atenção das emoções. Os pacientes devem ser advertidos de que isso pode ocorrer, que não devem entrar em pânico nem desanimar, mas apenas aplicar os mesmos princípios ao novo local. Lembro que o sistema musculoesquelético não é o único em que o cérebro pode criar um desvio. Pode fazer a mesma coisa no trato gastrointestinal; na cabeça, com cefaleia tensional ou enxaqueca; na pele; no trato geniturinário. O cérebro pode causar danos em qualquer órgão ou sistema do corpo, por isso é preciso estar atento. Eu aconselho meus pacientes a consultar seus médicos regulares se um novo sintoma ocorrer, mas devem me manter informado, uma vez que a mudança pode estar servindo ao mesmo propósito da TMS. Por exemplo, úlceras estomacais devem ser tratadas com medicação adequada; contudo, quase mais importante que isso é reconhecer que são provenientes de fatores de tensão.

O que devo fazer se tiver uma recorrência seis meses ou um ano depois?
Recomendo que os pacientes me liguem no ato para, imediatamente, começarmos a buscar a razão psicológica. Costuma ser necessário participar de um dos meus encontros de pequenos grupos ou se consultar comigo.

E hipnose? Esse não é um bom modo de obrigar a mente a fazer alguma coisa que ela não quer?
De forma temporária, sim, mas estamos em busca de uma cura permanente. Um estudo feito na Stanford Medicine e publicado no *American Journal of Psychiatry* demonstrou muito bem que, com hipnose, a dor pode ser reduzida significativamente em alguns pacientes. Isso é desejável se você está tratando dor, como em pacientes com câncer. Contudo, digo a meus pacientes, com um fervor considerável, que *eu não trato dor*! Isso seria oferecer um tratamento de sintomas, o que é medicina malfeita. Eu trato do distúrbio que é a raiz da dor. Que eu saiba, hipnose não contribuiria nesse processo.

Isso leva a um assunto que preferiria não abordar, pois me dói fazer isso. No entanto, dada sua tamanha importância, é preciso abordá-lo. Falo de como a "dor crônica" é tratada em centenas de clínicas de dor espalhadas pelos Estados Unidos nas últimas décadas.

O princípio básico, enunciado primeiramente por um não médico, é que a dor crônica é uma entidade distinta, um exagero da dor de alguma anormalidade estrutural persistente que se desenvolve porque os pacientes obtêm aquilo que os psicólogos chamam de "ganho secundário" da dor. Ou seja, a dor lhes traz algum benefício psicológico, como atenção, dinheiro ou fuga do mundo. Teoriza-se que os pacientes aprendem esse comportamento porque é incentivado pelo sistema médico, pela família e por amigos. O tratamento é projetado para desencorajar isso, recompensando o comportamento sem dor e "punindo" o oposto. Os estudantes de psicologia reconhecem essas ideias como derivadas do trabalho de B. F. Skinner,[4] que se tornou amplamente conhecido por seu trabalho em demonstrar esse tipo de condicionamento.

---

4. Burrhus Frederic Skinner (1904-1990) foi um psicólogo behaviorista americano. (N. T.)

Embora se saiba que os seres humanos podem ser condicionados no sentido clássico de Ivan Pavlov, é preciso ter muito cuidado ao aplicar os princípios skinnerianos em humanos. Elementos de ganho secundário são frequentemente identificados em meus pacientes, mas não são os fatores psicológicos primários atuantes. Atribuir ao ganho secundário tal importância é ignorar o problema real — sentimentos reprimidos de todos os tipos — e cometer o erro igualmente flagrante de não reconhecer a verdadeira fisiologia da dor, que não se deve a uma anormalidade estrutural persistente, mas a um processo psicofisiológico, conforme descrito neste livro.

É por essa razão que, embora essas clínicas de dor possam ajudar, raramente curam seus pacientes.

O programa de tratamento da TMS é um exemplo de *vis medicatrix naturae*,[5] ou seja, a habilidade de o corpo curar-se?

Em certo sentido, com certeza é. Por outro lado, vai além do processo usual de autocura que sempre está ativo quando nos ferimos ou somos invadidos por venenos ou agentes infecciosos. É um exemplo de como é possível reverter um tipo particular de distúrbio físico: um processo psicofisiológico. No último capítulo deste livro, discutiremos essa e outras interações corpo e mente, um assunto que, enfim, está começando a chamar a atenção da pesquisa em medicina.

---

5. Expressão em latim que significa "força de cura da natureza". (N. T.)

5. DIAGNÓSTICOS TRADICIONAIS (CONVENCIONAIS)

Embora eu considere a tarefa desagradável, é essencial revisar os diversos distúrbios aos quais pescoço, ombros, costas e dor nos membros são rotineiramente atribuídos. O leitor precisa ter a informação do que esses diagnósticos significam para as pessoas que os dão, para as muitas disciplinas que os tratam e para quem recebe esses diagnósticos.

No decorrer de minhas palestras para pacientes com síndrome de tensão mioneural (TMS), fica claro que é importante saber o que está causando a dor e o que *não* a está causando, porque muitos dos diagnósticos que serão descritos aqui provocam grande medo — e, como os capítulos anteriores deixam claro, o medo é um fator dominante no agravamento e na perpetuação da síndrome dolorosa.

O cidadão americano médio acredita que a lombar é uma estrutura vulnerável e frágil, que se fere com facilidade e está constantemente propensa a se ferir de novo. Conforme essa percepção se dissemina, a ocorrência de dor nas costas na população aumenta de modo que se ouve um número chocante: entre 80% e 85% dos adultos têm histórico de uma dessas síndromes dolorosas. Noções da vulnerabilidade das costas são, em grande parte, baseadas nos diagnósticos médicos feitos. Palavras como *herniação, degeneração, deterioração* e *desintegração*, usadas constantemente para descrever a parte inferior da coluna, provocam medo e oferecem uma explicação pronta para o "ferimento" e para a crise de dor lancinante. Além disso, há dezenas de proibições e recomendações que as pessoas aprendem em suas interações com médicos e outros profissionais da área e até com familiares e amigos, como:

Não curve o corpo.
Não fique encurvado.

Não sente em cadeiras ou sofás macios.
Não arqueie as costas.
Não nade nos estilos *crawl* ou peito.
Não use salto alto.
Sempre levante peso com as costas retas.
Correr faz mal para sua coluna.
Nunca corra em superfície duras.
Músculos das costas fracos causam dor nas costas.
Músculos abdominais fortes protegem a pessoa de dor nas costas.
Sempre se alongue antes de começar uma atividade física.
Se você tiver dor nas costas, evite todos os esportes vigorosos.

Essa é apenas uma lista parcial. Por causa de um equívoco básico da origem das dores no pescoço, nos ombros e nas costas, há um volume monumental de desinformação ao qual as pessoas estão expostas e que contribui substancialmente para a gravidade e longevidade de seus episódios de dor.

A verdade é que as costas são uma estrutura firme, totalmente capaz de nos conduzir por nossas vidas diárias e muito mais. Exercitamos nossas costas constantemente, pois o ato de subir e andar requer que os *músculos posturais*, que paradoxalmente são os únicos envolvidos na TMS, estejam sempre ativos em manter o tronco ereto em relação às pernas e a cabeça em relação ao tronco. Se fizermos uma caminhada rápida ou se dispararmos em uma corrida, esses músculos serão exercitados ainda mais. São, sem dúvida, os músculos mais fortes do corpo.

Quando ouço que um atleta profissional — um tenista, por exemplo — teve de desistir de um torneio por causa de dores nas costas, fico maravilhado com a ingenuidade de quem sugere que ele tem uma deficiência nas costas. Algo assim era praticamente inimaginável décadas atrás no tênis, golfe, beisebol, futebol ou basquete, mas é comum hoje em dia.

Muitos anos atrás, tratei uma atleta famosa que estava sentindo dor nos músculos que mais usava para praticar seu esporte. Felizmente, ela compreendeu de imediato o conceito da TMS e sua dor desapareceu logo depois.

Diagnósticos estruturais comuns

Em minha experiência, anormalidades estruturais da coluna raramente causam dor nas costas. Isso não deve nos surpreender, pois essa epidemia de dor nas costas é muito nova. De algum modo, o ser humano conseguiu passar pelo primeiro milhão de anos de sua evolução sem problemas, mas, se os diagnósticos estruturais estão corretos, durante o último piscar de olhos evolucionário, algo aconteceu com a coluna, que começou a desmoronar.

Essa noção é insustentável. Suspeita-se que essas anormalidades da coluna sempre estiveram lá, mas nunca foram responsabilizadas pela dor, porque não havia dor para culpá-las. Nos anos 1940, dores nas costas não eram muito comuns, porém, o que é mais importante: ninguém as levava a sério. A epidemia de dor nas costas deve-se ao enorme aumento na incidência de TMS durante os últimos cinquenta anos — e, ironicamente, a falha da medicina em reconhecê-la e diagnosticá-la tem sido um fator importante nesse aumento. Em vez de a dor ser atribuída à TMS, foi relacionada principalmente a uma variedade de defeitos estruturais da coluna vertebral.

É essencial saber que quase todas as anormalidades estruturais da coluna são inofensivas. Com isso em mente, vamos dar uma olhada nos diagnósticos convencionais mais comuns.

HÉRNIA DE DISCO

Embora a pessoa que sofre de dor nas costas não tenha consciência disto, quem estuda a coluna vertebral geralmente sabe que o último disco intervertebral, entre a quinta vértebra lombar e o sacro, tem alguma degeneração na maioria das pessoas de *20 anos*. Discos são estruturas localizadas entre os ossos da coluna vertebral para absorver o choque. Estão firmemente presos aos corpos vertebrais acima e abaixo, e de forma alguma podem "escorregar". Uma casca externa fibrosa e resistente envolve um líquido espesso, que é o que absorve o choque. Os discos na extremidade inferior da coluna e no pescoço, por causa de toda a atividade nesses locais, começam a se desgastar cedo, alguns já na faixa etária de 20 anos, como apontado.

Embora ninguém saiba exatamente o que acontece, o disco fica mais plano, sugerindo que o fluido no interior secou ou escapou por uma parte enfraquecida da parede do disco, geralmente na direção das costas. Essa fuga pela parede do disco é conhecida como *ruptura de disco* ou, mais comumente, *hérnia*. É um processo semelhante a apertar a pasta de dentes de um tubo. Em alguns casos, o fluido não rompe a barreira, apenas faz a parede inchar. Todas essas coisas podem ser vistas em uma tomografia computadorizada ou ressonância magnética, técnicas diagnósticas notáveis que mostram detalhes do tecido mole. Radiografias convencionais mostram apenas osso, a menos que seja usado algum contraste.

A questão que importa é: "Que mal provoca esse material de disco extrudado ('vazado')?".

Convencionalmente, tem-se a ideia de que a "pasta de dente" comprime um nervo espinhal próximo, produzindo dor. Se for o disco entre as vértebras lombares 4 (L4) e 5 (L5), ou L5 e o sacro, a dor será sentida na perna. Se for no pescoço, a dor será sentida no braço. A dor na perna é geralmente chamada *ciática*.

Segundo minha experiência, o material de hérnia de disco raramente é responsável pela dor ou por qualquer outro sintoma neurológico. Essa é uma opinião minoritária, mas não estou totalmente sozinho. Neurocirurgião renomado, o doutor Hubert Rosomoff,[1] que foi presidente do departamento de neurocirurgia da Miller School of Medicine da University of Miami, chegou a uma conclusão semelhante, que discutiu no artigo "Do herniated discs produce pain?", publicado em 1985.[2] Ele fez cirurgias nas costas durante muitos anos e, aparentemente, baseia sua conclusão em inconsistências observadas e no fato lógico da fisiopatologia neurológica de que a compressão contínua de um nervo o fará parar de transmitir mensagens de dor após um curto período. O resultado é dormência. Como então a hérnia pode causar dor contínua?

Outro médico e pesquisador bastante respeitado que estudou o problema durante anos foi o doutor Alf Nachemson, da Suécia, que concluiu em seu artigo "The lumbar spine: an orthopedic challenge", publicado

---

1. O doutor Hubert L. Rosomoff faleceu em 2008, aos 81 anos. (N. T.)
2. H. L. Rosomoff, "Do herniated discs produce pain?" [Hérnias de disco causam dor?]. In: H. Fields, R. Dubner, F. Cervero e L. Jones (ed.), *Advances in pain research and therapy*, Nova York, Raven Press, 1985. (N. A.)

em 1976,[3] que a causa da dor nas costas era desconhecida na maioria dos casos e que quase todos deveriam ser tratados de maneira não cirúrgica.

Minha conclusão de que a maioria das hérnias de disco é inofensiva baseia-se em mais de vinte anos de tratamento de pacientes com alto grau de sucesso, levando à impressão de que o material extrudado não está prejudicando nada; ele apenas está lá.

A inocência do disco malvado foi suspeitada pela primeira vez quando uma frequente falta de correlação foi notada entre o que se esperaria que a hérnia de disco fizesse e o que foi observado ao se coletar o histórico e fazer um exame físico.

Por exemplo, o estudo de diagnóstico (tomografia computadorizada ou ressonância magnética) pode mostrar uma hérnia de disco no interespaço L4-L5, uma das possíveis consequências do que pode ser fraqueza nos músculos que elevam o pé e os dedos do pé. O exame clínico, no entanto, revelou que não apenas esses músculos eram fracos como também aqueles que se localizam na parte de trás da perna, músculos que não são energizados pelo nervo espinhal que passa pelo interespaço L4-L5. Então, quando descobri que os músculos das nádegas nas proximidades do nervo ciático eram doloridos à pressão, pareceu-me que o distúrbio nervoso não vinha da região da hérnia de disco, mas do nervo ciático que serve aos dois músculos. O histórico do caso a seguir ilustra isso.

A paciente era uma profissional de 44 anos, com uma história de quinze anos de recorrente dor lombar e nas pernas. Cerca de sete meses antes da consulta, teve uma crise severa com dor na região lombar e na perna direita. Ela também se queixou de fraqueza na perna direita.

Uma tomografia computadorizada revelou uma pequena herniação do material do disco, entre a quinta vértebra lombar e o sacro, que devia ter sido extrudado muito tempo antes, pois estava calcificado. Não parecia capaz de causar sintomas, mas esse foi o diagnóstico. A dor continuou durante os sete meses seguintes, e ela sofreu com restrição física por causa da fraqueza na perna direita.

---

3. A. Nachemson, "The lumbar spine: an orthopedic challenge", *Spine*, vol. 1, n. 1, p. 59-71, mar. 1976. (N. A.)

Meu exame revelou um reflexo do tendão do tornozelo direito ausente e fraqueza nos músculos da panturrilha direita. Ambos os achados poderiam ser explicados pela pressão sobre o primeiro nervo espinhal sacral (que é o que o primeiro médico alegou), uma vez que esse nervo envia fibras motoras para o músculo da panturrilha e passa na vizinhança do disco em questão. No entanto, um exame mais aprofundado mostrou que os músculos da frente da perna também estavam fracos; ela tinha um caso de pé equino parcial. Isso não poderia ser atribuído à hérnia de disco, porque os nervos espinhais que suprem esses músculos não estavam perto da hérnia.

Por outro lado, todos os achados poderiam ser explicados por algo que interfere na função normal do nervo ciático direito, como comumente observado na TMS. Esse nervo recebe ramificações dos nervos espinhais lombar 3, lombar 4, lombar 5, sacral 1 e sacral 2. Portanto, qualquer coisa que perturbe o nervo ciático pode afetar as partes da perna supridas por qualquer um ou por todos esses nervos, o que era claramente o caso dessa paciente.

O exame dela também revelou sensibilidade na pressão sobre todos os músculos da nádega direita, que é onde o nervo ciático está localizado. Esse e outros achados característicos em testes físicos estabeleceram o diagnóstico de TMS envolvendo a nádega direita e o nervo ciático; a hérnia de disco foi um achado incidental sem significância.

Essas discrepâncias clínicas são comuns e nos fazem pensar por que não são descobertas de modo rotineiro.

Os médicos têm tamanha fixação na hérnia de disco que, às vezes, o diagnóstico é feito apenas com base no histórico de dor simultânea na lombar, nas nádegas e nas pernas, ou mesmo na ausência de dor nas pernas, sem o benefício de uma tomografia computadorizada ou ressonância magnética. O diagnóstico de hérnia de disco não pode ser feito clinicamente nem mesmo com radiografias simples. Se isso acontece, o que se vê é o estreitamento do espaço do disco intervertebral, mais frequentemente dos dois últimos espaços intervertebrais. No último espaço, essa anormalidade é quase universal em quem tem mais de 20 anos, como já foi dito. Significa que o disco degenerou, e isso é uma parte perfeitamente normal do processo de envelhecimento. Pode ser tentador, mas é desaconselhável atribuir sintomas a fenômenos normais de envelhecimento. Segundo minha experiência, a degeneração do disco não é mais patológica que o embranquecimento do cabelo ou o enrugamento da pele.

No fim do século xx, houve inúmeros relatórios na literatura médica acerca de hérnia de disco em pacientes sem histórico de dor nas costas. As hérnias foram descobertas acidentalmente em tomografias computadorizadas ou ressonâncias magnéticas feitas para investigar outras partes do corpo.

Para fazer justiça a uma avaliação objetiva do problema, deve-se ressaltar que, em um estudo estatístico, historicamente houve maior incidência de dor nas costas em pessoas com evidência de anormalidades de disco. Tentei conciliar isso com a observação clara de que é a TMS, e não a patologia do disco, que causa a dor, e só posso concluir que, no misterioso processo pelo qual o cérebro escolhe um local para a TMS, seleciona uma área de "anormalidade" (como a hérnia de disco), embora a aberração anatômica possa não ser patológica.

A fim de documentar o grande número de pacientes com hérnia de disco tratados com sucesso ao longo de muitos anos, uma pesquisa de acompanhamento foi realizada em 1987. Cento e nove pacientes foram entrevistados por telefone por um assistente de pesquisa. Seus nomes foram selecionados aleatoriamente de uma grande população de pacientes atendidos e tratados de um a três anos antes. Em cada caso, a dor foi atribuída a uma hérnia de disco verificada na tomografia computadorizada. Com base no histórico e no exame físico, o diagnóstico foi TMS; todos passaram pelo programa de tratamento habitual. Os resultados foram os seguintes:

Livre ou quase livre da dor, sem restrições de atividade física — 96 (88%).
Melhora, alguma dor, restrição física — 11 (10%).
Sem alterações — 2 (2%).

Os dois pacientes que não melhoraram tinham problemas psicológicos graves e persistentes e seguiram por muito tempo com a psicoterapia.

Essas estatísticas dificultam levar a hérnia de disco a sério. No entanto, cada um desses pacientes foi informado de que essa era a razão da dor; 39 deles foram aconselhados a fazer cirurgia, três já haviam feito a tal cirurgia e a maior parte do restante foi informada de que a cirurgia poderia ser necessária se as medidas conservadoras falhassem.

Aqui está outro caso. O paciente era um homem de 20 anos com histórico de lombalgia e dor na perna direita; ele havia descoberto em um mielograma lombar uma hérnia de disco dois meses antes de ser recebido por mim em consulta. Aconselharam-no a interromper toda atividade física e a fazer uma cirurgia, ambas recomendações apropriadas se o disco fosse a causa da dor. Por ser um atleta dedicado (basquete e *squash* eram seus esportes favoritos), o diagnóstico o deixou arrasado. Ele ficou ainda mais chateado com o fato de que não seria mais capaz de "queimar" sua tensão com esportes vigorosos, e se via como um sujeito muito tenso.

Resolveu não fazer a cirurgia e, com grande agitação, continuou com seus exercícios; vez ou outra até jogou basquete. Embora não tenha melhorado nem piorado, vivia com medo de que pudesse se ferir de verdade.

Meu exame não revelou evidências de danos nos nervos das pernas; o teste de levantar a perna reta, dos dois lados, causou dor na nádega direita. Como de costume com a TMS, havia dor com a pressão manual sobre os músculos das duas nádegas, da parte inferior das costas dos dois lados, da parte superior dos dois ombros e das laterais do pescoço. Essas descobertas indicaram que a dor foi decorrente da TMS, e não da hérnia de disco. Ele aceitou o diagnóstico, participou do programa de tratamento e, em algumas semanas, parou de sentir dor. Já se passaram décadas desde que vi o paciente pela última vez, e ele continua bem, mesmo com seu vigoroso programa físico.

ESTENOSE ESPINHAL

Durante os anos em que estive envolvido com este trabalho, tenho visto o diagnóstico de *estenose espinhal* emergir como um dos mais comuns quando há dor lombar sem hérnia de disco para culpar. Trata-se do estreitamento do canal vertebral, ocasionalmente considerado congênito, mas, na maioria das vezes, resultado do envelhecimento dos ossos da coluna. O acúmulo de osso, em alguns lugares chamados *osteófitos*, estreita o canal.

Minha reação a essa anormalidade é baseada na experiência com pacientes. A maioria dos que vi, independentemente da idade, tinha na verdade TMS, o que me permitiu desconsiderar o diagnóstico feito com base em radiografias. Quando a estenose é grave, o canal deve ser alargado cirurgicamente, mas tenho visto bem poucos casos assim.

É minha prática, em especial com pacientes mais velhos, sugerir uma consulta neurológica para que a possibilidade de impacto significativo nas estruturas neurais possa ser cuidadosamente estudada. Se o quadro neural é satisfatório e o paciente tem os sinais clássicos de TMS, sigo com confiança, independentemente do que foi apresentado na radiografia.

NERVO COMPRIMIDO

Depois da hérnia de disco, *nervo comprimido* é um dos diagnósticos mais comuns, geralmente quando os pacientes apresentam dor no pescoço, nos ombros e no membro superior do mesmo lado. O que presumivelmente está sendo comprimido é um nervo espinhal cervical que percorre um buraco formado por vértebras cervicais contíguas (conhecidas como *forame*) e é um osteófito (um acúmulo de osso, um esporão ósseo) ou uma hérnia de disco que se supõe estar provocando a sensação de beliscões.

O diagnóstico é difícil, pois se apoia em conceitos extremamente instáveis. Mais uma vez, o problema é a necessidade de identificar uma causa estrutural, o que às vezes cria uma perturbadora falta de objetividade. As seguintes observações lançam dúvidas sobre o diagnóstico do nervo comprimido.

Em primeiro lugar, esses sintomas ocorrem com frequência em adultos jovens, que não têm esporões ósseos nem hérnias de disco.

Em segundo lugar, os esporões ósseos são extremamente comuns, e muitas pessoas que os têm não sentem dor. Os estímulos aumentam em número e tamanho com o avanço da idade, de modo que, a partir dos 50 anos, todos deveriam sentir dor no pescoço e nos braços, mas não é o que o ocorre.

Terceiro, neurorradiologistas (especialistas em radiografias do sistema nervoso) dizem que os esporões teriam de cobrir o forame antes que ocorresse a compressão do nervo, algo que raramente se vê.

Em quarto lugar, o mesmo princípio da hérnia de disco lombar se aplica aqui: a compressão persistente de um nervo produz dormência objetiva (ausência de dor no teste). Isso é diferente da sensação subjetiva de dormência que os pacientes sentem às vezes em uma perna ou um braço.

Quinto, há numerosos relatos na literatura médica de grandes crescimentos na coluna, como tumores benignos, que muitas vezes não geram dor.

A maioria dos pacientes "com nervos comprimidos" tem TMS envolvendo os músculos do pescoço e dos ombros, particularmente o músculo trapézio superior e os nervos espinhais cervicais *depois de terem deixado os ossos da coluna*. Quatro nervos cervicais e os primeiros nervos espinhais torácicos formam o que é conhecido como *plexo braquial*, uma espécie de área de teste, onde então são reorganizados nos nervos que entram nos braços e nas mãos. É muito provável que o plexo braquial esteja frequentemente envolvido no processo da TMS. Entretanto, é irrelevante se a culpa é dos nervos espinhais ou do plexo braquial ou de ambos, pois não tratamos o distúrbio localmente; trabalhamos na origem: no cérebro.

Eis uma impressionante história que guarda muitas lições. A paciente era uma profissional de meia-idade que desenvolveu dor no pescoço, no ombro esquerdo e em todo o braço esquerdo, com dor particularmente intensa no punho. Ela muitas vezes acordou à noite por causa da dor no pulso. Para piorar a situação, um dia percebeu que havia perdido quase todo o movimento do ombro esquerdo, o que é conhecido como "ombro congelado". Essa é uma complicação comum da dor no ombro. Os pacientes aparentemente começam a limitar o movimento no ombro, provavelmente por causa da dor, sem perceber que não o estão movendo, e, de repente, tomam consciência de que a amplitude de movimento desapareceu. Na ausência de movimento normal, a cápsula da articulação do ombro encolhe, como acontece em qualquer articulação em que haja movimento restrito. Além disso, essa paciente relatou que a mão esquerda estava fraca e que derrubava coisas.

Apesar do terror representado por esses sintomas, suspeitei que ela tivesse TMS, e o exame físico corroborou o diagnóstico. A paciente foi receptiva ao diagnóstico. Estava familiarizada com a síndrome e se encaixava perfeitamente no perfil psicológico: estava supercomprometida profissionalmente, trabalhava com muito afinco e era compulsiva em relação a suas responsabilidades.

Para meu constrangimento, os sintomas não responderam ao programa terapêutico habitual; pelo contrário, continuaram severos por muitas semanas. Pensando que poderia haver algo sério acontecendo que estivesse imitando a TMS, agendei uma avaliação neurológica. O exame físico e todos os testes deram normais.

Depois de várias semanas, os sintomas começaram a diminuir e, quando isso aconteceu, percebemos o motivo de ela estar melhorando. O problema começou quando ela foi informada de que perderia uma integrante muito importante de sua equipe de pesquisa. Para se antecipar a isso, era preciso lidar com uma enorme quantidade de trabalho, e ela temia a partida da colega — assim, essa reviravolta infeliz acabou gerando uma grande dose de ansiedade e, sem dúvida, muita raiva profunda. A mente subconsciente não é particularmente lógica sobre essas coisas.

O desaparecimento total dos sintomas coincidiu com a saída de fato da colega valorizada, sugerindo que, com o fato consumado, não havia mais necessidade da TMS. A paciente recuperou toda a amplitude de movimento do ombro sem usufruir o benefício da fisioterapia.

Esse era um diagnóstico clássico de "nervo comprimido" — mas não era. Como o caso claramente demonstra, a TMS existe a serviço de fenômenos psicológicos. Atribuir sintomas a uma anormalidade estrutural é um triste erro de diagnóstico.

SÍNDROME FACETÁRIA
Faceta é o nome técnico de uma articulação entre dois ossos da coluna vertebral. Como todas as articulações, está sujeita a desgaste e começa a parecer anormal com o passar dos anos. Acredita-se que essas alterações causem dor em alguns pacientes. Em minha experiência, isso não acontece.

ARTRITE DA COLUNA
O que geralmente se entende quando se fala de *artrite da coluna* é *osteoartrite* ou *osteoartrose*, que se referem às mudanças normais de envelhecimento das quais já falamos. Outro nome é *espondilose*. Não identifiquei que isso é patológico; ou seja, essa artrite não produz sintomas. A artrite reumatoide é um assunto completamente diferente:

trata-se de um processo inflamatório que pode atingir qualquer articulação do corpo e é sempre doloroso.

VÉRTEBRA DE TRANSIÇÃO LOMBOSSACRA
Vértebra de transição lombossacra é uma anomalia congênita em que existe um osso a mais na extremidade inferior da coluna, geralmente ligado ao osso pélvico. Muitas vezes recebe a culpa quando é encontrado na presença de dor nas costas.

ESPONDILÓLISE
Espondilólise é outro defeito em um osso vertebral, facilmente detectado em radiografias e raramente responsável por dores nas costas, em minha experiência.

ESPINHA BÍFIDA OCULTA
A *espinha bífida oculta* também é outra anomalia congênita no final da coluna, mas, nesse caso, falta um pedaço de osso. Mais uma vez, a dor é historicamente (mas erroneamente) atribuída a esse defeito.

ESPONDILOLISTESE
Espondilolistese é uma anormalidade na qual dois ossos vertebrais, em geral na extremidade inferior da coluna, não estão corretamente alinhados entre si — um está na frente do outro. É uma coisa assustadora na radiografia, mas identifiquei que quase sempre é benigna. É claro que é possível que existam alguns casos que não são benignos, mas até agora não vi nenhum.

Houve alguns casos bastante dramáticos ao longo dos anos. Lembro-me de um homem de cinquenta e tantos anos com um histórico de três anos de dor nas costas que era uma desgraça em sua vida. Ele não conseguia praticar esportes e sentia muita falta; descreveu seus dias como "tortura". Embora mais de uma vez tenham lhe recomendado fazer uma cirurgia, ele tinha medo, apesar de sua condição desesperadora.

O exame revelou um homem extremamente ansioso, embora bastante saudável. Não havia alterações neurológicas nas pernas, mas todos os músculos desde o pescoço até as nádegas se mostraram bastante sensíveis à pressão. Ele era um caso clássico de TMS.

Aqui estava o dilema: um paciente com dois diagnósticos, espondilolistese e TMS. Eu não tinha dúvidas de que a dor se devia à TMS, e o paciente disse que queria acreditar em mim, mas, e quanto aos médicos que recomendavam a cirurgia, estariam errados? Sugeri que, como ele obviamente tinha TMS, deveríamos tentar livrá-lo da dor e ver o que restava.

O curso habitual do tratamento foi iniciado e a dor começou a diminuir. Cerca de quatro semanas depois, ele saiu de férias com a esposa e relatou em seu retorno que passou as férias todas completamente livre de dor. Após seu retorno a Nova York e a retomada de sua vida habitual, a dor voltou, mas em um grau mais moderado. Não havia mais dúvida sobre a causa de sua dor. Ele continuou melhorando, e três meses depois de sua primeira visita retomou seu esporte favorito.

O homem me escreveu um ano depois de ter se consultado comigo, e tudo ainda ia bem. Ele estava praticando seu jogo de forma competitiva e considerou sua recuperação notável em vista do fato de que seu tratamento consistia apenas em ouvir e aprender.

Seria impreciso dizer que a espondilolistese nunca causa dor nas costas; mas, até agora, não vi nenhum paciente em que isso aconteceu.

Entre 1976 e 1980, dois médicos israelenses, os doutores A. Magora e A. Schwartz, publicaram, no periódico *Scandinavian Journal of Rehabilitation Medicine*, quatro artigos médicos em que relataram os resultados dos estudos que fizeram para determinar se certas anormalidades na coluna causavam dor nas costas. Seu método era comparar as radiografias de pessoas com e sem histórico de dor nas costas. Se as pessoas com dor nas costas apresentassem essas anormalidades mais comumente, seria possível presumir que poderiam ser a causa da dor.

Eles não encontraram diferença estatística na incidência de osteoartrite degenerativa, vértebra de transição lombossacra, espinha bífida oculta e espondilólise entre os dois grupos. Houve uma pequena diferença estatística com a espondilolistese. Em outras palavras, não se pode atribuir dor nas costas a esses distúrbios, com a possível exceção da espondilolistese.

Um estudo similar foi conduzido pelo doutor C. A. Splithoff, um radiologista americano, que o publicou no *Journal of the American*

Medical Association, em 1953. Ele comparou a incidência de nove diferentes anormalidades do final da coluna em pessoas com e sem dor nas costas. Também nesse caso, não encontrou diferença estatística.

Esses estudos sugerem que anormalidades estruturais da coluna geralmente não causam dor nas costas.

ESCOLIOSE

Escoliose refere-se a uma curvatura anormal da coluna vertebral, comumente vista em meninas adolescentes e que, em geral, persiste na vida adulta. Sua causa é desconhecida. Raramente causa dor em adolescentes, mas é frequentemente responsabilizada por dores nas costas em adultos. Eu ainda não sei se é isso mesmo. O histórico de casos a seguir é típico.

A paciente era uma mulher de trinta e poucos anos que, desde a adolescência, sofria crises recorrentes de dor nas costas. Vários anos antes de vê-la em consulta, tinha sofrido uma crise severa numa época em que cuidava de seus filhos pequenos. Escoliose leve, à qual a dor foi atribuída, foi observada em radiografias. Ela foi informada de que a dor nas costas pioraria gradualmente à medida que envelhecesse. Apesar dessa terrível previsão, recuperou-se daquele episódio e se saiu razoavelmente bem até dois meses antes de eu vê-la, quando teve uma crise bem ruim. Ela disse que começou quando se inclinou e "sentiu algo estalar", uma descrição comum de início de crise, como descrito anteriormente neste livro. Ficou ainda mais assustada porque seu tronco estava inclinado para o lado.

Ouvindo seu histórico, descobri que ao longo dos anos ela havia tido vários episódios de tendinite nos braços e nas pernas, dores ocasionais no pescoço e nos ombros, sintomas no estômago e no cólon, rinite alérgica e fortes dores de cabeça. Uma clássica paciente com TMS.

O exame físico foi normal, exceto pela sensibilidade habitual à palpação dos músculos do pescoço, dos ombros, das costas e das nádegas.

Ela não teve problemas para aceitar o diagnóstico, participou do programa de tratamento e logo se livrou da dor. Mais tarde, relatou que não teve mais crises, que às vezes sentia dores leves, mas sabia que eram inofensivas e continuava a viver sua vida sem medo.

É claro que a escoliose não era a fonte de sua dor, já que nada no tratamento alterou a escoliose. É igualmente claro que sua personalidade a predispôs a uma variedade de doenças físicas benignas, incluindo a TMS.

OSTEOARTRITE DO QUADRIL

A *osteoartrite do quadril* é bem conhecida entre os leigos por ser comum e também por causa do dramático procedimento cirúrgico, em que toda a articulação do quadril é substituída; o paciente recebe um novo acetábulo (osso de superfície côncava na região da pelve) e uma nova cabeça de fêmur. Esse é, sem dúvida, um dos grandes triunfos da cirurgia reconstrutiva.

O que exige essa operação é o crescimento excessivo do osso e o desgaste da cartilagem da articulação a ponto de perder a amplitude de movimento e tornar-se disfuncional. Também é alegado que essas articulações osteoartríticas são dolorosas, o que pode ocorrer em alguns casos. Deve-se, no entanto, ter muito cuidado, pois vi um bom número de pacientes cuja dor "no quadril" era claramente uma manifestação da TMS.

Pouco tempo antes de escrever este livro, vi um caso assim. A paciente era uma mulher de 60 anos que se queixava de dor no quadril. A radiografia da articulação da área mostrou apenas uma alteração moderada da osteoartrite (à qual, no entanto, a dor havia sido atribuída), mas o exame físico contou o restante da história. Ela tinha uma amplitude de movimento perfeitamente normal na articulação e não sentia dor ao levantar peso com a perna. A dor localizava-se cerca de duas polegadas acima da articulação e podia ser reproduzida por pressão direta. O que ela tinha era tenalgia por causa da TMS.

Com frequência, a dor aparecerá no músculo das nádegas ou do nervo ciático envolvido com a TMS. Posso afirmar isso com alguma confiança, porque trato essas pessoas, e a dor delas desaparece. Não digo que seja assim em 100% dos casos, mas apenas que se deve estar atento à possibilidade de a dor no quadril não ser sempre originária de uma articulação degenerada dele.

CONDROMALÁCIA PATELAR

Condromalácia patelar é o desenvolvimento de rugosidades na parte inferior da patela, demonstrável em radiografias — é sem dúvida esse o motivo pelo qual tal condição recebe a culpa pela dor no joelho. Ao contrário do que disse antes a respeito de osteoartrite do quadril, esse é um distúrbio que, em minha experiência, nunca provoca dor. Invariavelmente, o exame revela evidências de tenalgia de TMS em um ou mais dos muitos tendões e ligamentos que circundam os joelhos. Nesses casos, a dor não é nos joelhos, estritamente falando, pois ocorre fora das articulações.

ESPORÕES ÓSSEOS

Os *esporões ósseos* são com frequência demonstrados em radiografias e universalmente responsabilizados pela dor no calcanhar. Segundo minha experiência, o estímulo não é sintomático, e a dor costuma ocorrer por causa de uma tenalgia da TMS.

DISTÚRBIOS DO TECIDO MOLE: FIBROMIALGIA (FIBROSITE, MIOFIBROSITE, MIOFASCITE)

Reumatismo muscular, dores crônicas e agudas, distúrbios do sono e rigidez matinal afetam alguns milhões de pessoas nos Estados Unidos, a maioria mulheres entre 20 e 50 anos, e podem ser diagnosticados como *fibromialgia*. Dizem que apenas uma pequena porcentagem de pacientes com fibromialgia é diagnosticada adequadamente e que, sem encontrar qualquer anormalidade laboratorial, alguns médicos concluem que o distúrbio é "psicogênico" (termo geral usado para indicar um processo físico que é induzido por fatores emocionais).

Embora o diagnóstico de fibromialgia esteja sendo feito com frequência crescente, a causa do distúrbio ainda é considerada desconhecida. O paciente é aconselhado a não se preocupar com isso, porque não é algo "psicogênico" (colocar a palavra entre aspas obviamente significa que é uma palavra ruim), degenerativo nem deformante.

Por muitos anos, ficou claro para mim que esse distúrbio é uma das muitas variantes da TMS. Portanto, embora não seja degenerativa ou deformante, certamente é psicogênica. Mas, como já foi dito tantas vezes neste livro, muitos médicos têm uma incapacidade visceral de aceitar esse conceito. *Psicogênico* é um palavrão; é como chamam algo que não são capazes de identificar. Eles não conseguem conceber a possibilidade de que as emoções podem causar mudanças físicas.

Os médicos geralmente dizem que não têm certeza do que causa a fibromialgia (TMS), mas uma anormalidade laboratorial foi identificada nesse distúrbio: a privação de oxigênio, como observado no capítulo sobre fisiologia (ver página 74).

O problema é que, depois de identificar uma alteração fisiológica, os médicos não sabem o que fazer com a informação, embora tentem explicá-la com termos físicos e químicos. Com admirável erudição, apresentam tudo o que se sabe sobre a física e a química do músculo e, com esses fatos, constroem uma hipótese etiológica elaborada, mas o paciente continua sentindo dor.

Fibromialgia é TMS. Eu tenho visto e tratado centenas de pacientes com esses sintomas ao longo dos anos. Como afirmado antes, essas pessoas sofrem mais severamente do que o paciente médio com TMS e, muitas vezes, requerem psicoterapia.

BURSITE

Uma *bursa* é uma estrutura projetada para proteger o osso subjacente em um local onde há muita pressão. Existem dois locais onde a dor é frequentemente atribuída a uma inflamação na bursa: ombros e quadril. Em termos médicos, essas inflamações são conhecidas como *bursite subacromial* e *bursite trocantérica*.

O ombro é uma articulação complicada, e são muitas as coisas que podem dar errado e causar dor. Com mais frequência, identifico que a estrutura dolorosa é um tendão passando acima da bursa no exato ponto de fixação do tendão ao osso (acrômio) ou próximo dele. Assim, a causa da dor é uma tenalgia, não uma bursite, e, como a maioria das tenalgias, deve-se à TMS. Assim, tanto a anatomia quanto a fisiopatologia estão erradas em muitos casos de TMS, quando a dor é atribuída à bursite subacromial.

Da mesma forma, a dor em torno do que se poderia chamar de ponto do quadril (trocanter) costuma ser atribuída à bursite, mas, em minha experiência, é também uma tenalgia que tem como origem TMS.

Manifestações tendíneas na TMS foram discutidas em detalhes em outras seções deste livro e serão abordadas brevemente a seguir.

TENDINITE

No grupo de distúrbios referidos como *tendinites*, o tendão é corretamente identificado como parte ofensora, mas a razão dada para a dor é incorreta. A anatomia está certa, porém o diagnóstico está errado. Geralmente se assume que o tendão doloroso está inflamado por causa do uso excessivo. Assim, o tratamento é imobilizar e descansar a parte e/ou injetar esteroide (cortisona) no tendão. O alívio é muitas vezes apenas temporário.

Muitos anos atrás, ocorreu-me a suspeita de que a tendinite (mais propriamente denominada *tenalgia*) poderia ser parte da TMS, quando um paciente relatou que não apenas sua dor nas costas havia passado com o tratamento como também que seu cotovelo deixara de doer. Coloquei essa hipótese em teste e acabei descobrindo que poderia obter a resolução da maioria das tenalgias. Agora considero o tendão/ligamento como o terceiro tipo de tecido envolvido na TMS.

Tipos comuns de tenalgia ocorrem nos ombros, cotovelos, punhos, quadril, joelhos, tornozelos e pés.

COCCIDINIA

Coccidinia refere-se à dor profunda na dobra da linha média entre as nádegas. Em geral, assume-se que a fonte da dor é o cóccix, embora seja evidente que, muitas vezes, a área envolvida é a extremidade inferior do sacro. Cóccix ou sacro, o sintoma costuma ser um mistério para o diagnosticador, já que nada é visto na radiografia. É bem comum que os pacientes relacionem a dor a uma queda feia, geralmente ocorrida no passado distante.

A coccidinia é uma manifestação frequente da TMS e trata-se provavelmente de uma tenalgia, visto que os músculos se ligam ao sacro e ao cóccix ao longo de todo o seu comprimento. Quer uma prova? A dor desaparece com o tratamento em palestras.

NEUROMA

Mais uma tenalgia da TMS atribuída a outra coisa é encontrada na área anterior da parte inferior do pé. A dor geralmente ocorre na região metatarsal e quase sempre é atribuída a um *neuroma*, que é um tumor benigno. A dor vai embora com o tratamento da TMS.

FASCITE PLANTAR

A dor na *fascite plantar* está localizada na parte inferior do pé ao longo do comprimento do arco. Os médicos, embora muitas vezes sejam vagos quanto à causa, podem atribuir essa dor a uma inflamação. A área costuma ser muito sensível à palpação, e isso parece ser uma manifestação clara da TMS.

MONONEUROPATIA MÚLTIPLA
A *mononeuropatia* múltipla é outro diagnóstico descritivo, pois a causa é frequentemente desconhecida. Refere-se aos sintomas nervosos que parecem afetar muitos nervos em um padrão aleatório. Pode ocorrer com diabetes, mas diversas pessoas que a têm não são diabéticas. Em minha opinião, muitas vezes é um exemplo de neuralgia da TMS, porque a TMS tende a envolver variados músculos e nervos do pescoço, dos ombros e das costas.

DISFUNÇÃO TEMPOROMANDIBULAR (DTM)
A *disfunção temporomandibular* é uma condição dolorosa da face muito comum que historicamente tem sido atribuída à patologia da articulação da mandíbula (ATM) e, portanto, está no domínio dentário. Eu nunca tratei especificamente esse distúrbio, mas estou fortemente inclinado a pensar que sua causa é semelhante à da cefaleia tensional e da TMS. Os pacientes com TMS que chegam com dores no pescoço e nos ombros não raro apresentam um histórico de DTM, e o músculo da mandíbula está sensível à palpação, bem como os músculos dos ombros, das costas e das nádegas.

INFLAMAÇÃO
A *inflamação* deve ser discutida, pois é a explicação apresentada para muitos casos de dor lombar e a base para a prescrição de remédios anti-inflamatórios, tanto esteroides (cortisona) como não esteroides (como o ibuprofeno). Por causa da magnitude do problema da dor nas costas, esses medicamentos são amplamente utilizados.

A experiência com diagnóstico e tratamento da TMS deixa claro que a fonte da dor não está em estruturas espinhais nem é uma inflamação. Um processo inflamatório é uma reação automática a uma doença ou lesão; é basicamente um processo de cura e proteção. Por exemplo, a resposta a uma bactéria invasora ou vírus é uma inflamação.

Se um processo inflamatório é isso, o que então está acontecendo nas costas? É uma infecção, uma resposta a uma lesão nas costas ou o quê?

Não foi dada nenhuma resposta satisfatória e cientificamente aceita. Foi sugerido neste livro que a fonte da dor é a privação de oxigênio, e não a inflamação — essa ideia ao menos tem um apoio mínimo de estudos reumatológicos sobre fibromialgia.

ENTORSE E LUXAÇÃO

O termo *entorse* deveria ser restrito a casos claros de lesões menores, como virar o tornozelo. Não tenho certeza do que uma *luxação* deveria ser. Infelizmente, os dois termos são usados com frequência quando o sintoma é uma manifestação da TMS.

Após repassar brevemente esses diagnósticos tradicionais comuns para dor nas costas, vamos agora olhar para os tratamentos convencionais empregados.

6. TRATAMENTOS TRADICIONAIS (CONVENCIONAIS)

No capítulo sobre tratamento de dores nas costas que constava de um livro técnico, escrevi certa vez que o ecletismo terapêutico é um sinal de incompetência diagnóstica. O fato de haver tantos tratamentos diferentes para as síndromes dolorosas comuns de pescoço, ombros e costas sugere que os diagnosticadores não têm certeza do problema. Evidentemente, o paciente sempre recebe um diagnóstico, que costuma ser de natureza estrutural, mas o que se segue — incluindo o uso de medicamentos, fisioterapia de diferentes tipos, manipulação, tração, acupuntura, *biofeedback*, estimulação nervosa transcutânea e cirurgia, incluindo muitos tratamentos sintomáticos — sugere que não há qualquer firmeza nos diagnósticos.

As pessoas com síndrome de tensão mioneural (TMS) precisam conhecer tratamentos para que possam entender por que responderam ou não a eles ou por que obtiveram apenas benefício parcial ou temporário.

Ao pensar sobre como abordar o assunto, ocorreu-me que a melhor maneira seria considerar cada modalidade de tratamento do ponto de vista de sua finalidade. Claro, todos os tratamentos devem aliviar a dor, mas a questão importante é como. Qual é a justificativa para cada tratamento? Antes de entrarmos nisso, vamos rever o efeito placebo, em razão de sua importância crucial em qualquer discussão envolvendo tratamentos.

Efeito placebo

Placebo é qualquer tratamento que produz um bom resultado terapêutico, apesar de não ter valor terapêutico intrínseco. Uma pílula de açúcar é o exemplo clássico. É claro que o resultado desejável deve ser atribuído à capacidade da mente de manipular os vários órgãos e sistemas do corpo. Para fazer isso, a mente deve acreditar na eficácia do tratamento e/ou do tratador. O conceito-chave aqui é a crença: o paciente deve ter uma fé cega. Se ele a tiver, o resultado pode ser impressionante. Considere a seguinte história, relatada pela primeira vez pelo doutor Bruno Klopfer[1] em 1957.

Trata-se de um homem com um câncer fulminante nos gânglios linfáticos que convenceu seu médico a tratá-lo com um medicamento chamado Krebiozen; o homem teve uma recuperação milagrosa, com o desaparecimento de seus diversos tumores grandes. Ele se saiu bem até ouvir relatos da ineficácia de Krebiozen, e, após isso, regrediu ao mesmo estado desesperado de antes.

Impressionado com a reação ao tratamento, o médico disse ao paciente que lhe daria injeções de um Krebiozen mais poderoso, mas dessa vez usou apenas água estéril. Novamente, o paciente respondeu de modo dramático, e seus tumores desapareceram. Quando a American Medical Association fez um anúncio oficial da decisão de que o Krebiozen não tinha valor, os tumores do homem retornaram e ele morreu logo depois.

Fica claro com essa história que um placebo funciona no corpo, e não na imaginação. Nesse caso, estimulou uma resposta no sistema imunológico tão vigorosa que foi capaz de destruir os tumores.

Com base na impressão de que a maioria das síndromes dolorosas que vejo se dá por culpa da TMS, devo concluir que os resultados benéficos da maioria dos tratamentos descritos são o trabalho do fator placebo.

TRATAMENTOS PARA IMOBILIZAR UMA PARTE LESADA

Se a dor em determinado caso é realmente o resultado de uma lesão, se houve mesmo trauma em alguma estrutura, se um período de cura é de fato necessário, então os tratamentos concebidos para imobilizar uma parte lesada são lógicos. Estão inclusos repouso na cama; uso da tração lombar (que, na verdade, é projetada para manter o paciente na cama, já que os pesos usados não poderiam afastar os ossos da coluna); restrições a atividades físicas; e uso de colares cervicais, coletes lombares ou cintas. O repouso deitado na cama é quase universalmente prescrito para pacientes que estão sofrendo de uma hérnia de disco.

---

1. Bruno Klopfer (1900-1971) foi um psicólogo alemão. (N. T.)

Se, no entanto, não houver anormalidade estrutural patológica, se a pessoa tiver TMS, o raciocínio não faz mais sentido. Essas prescrições não têm valor e, além disso, contribuem para uma intensificação do problema, sugerindo ao paciente que há algo perigoso o suficiente para exigir uma imobilização completa. Como enfatizado no capítulo 4, até mesmo a percepção de uma causa física, e não emocional, para a dor perpetuará os sintomas.

Os colares e coletes são meio ridículos, pois não imobilizam a parte envolvida. Quando alguém relata sentir-se melhor ou ter se tornado dependente de um desses itens, eu penso: "Placebo".

TRATAMENTOS PARA ALIVIAR A DOR

O alívio da dor é o objetivo de qualquer tratamento, mas os tratamentos para aliviar a dor são projetados para eliminar a dor em si. Geralmente, é um tratamento sintomático e, portanto, não é medicina bem-feita, a menos que seja administrado para fins humanitários. O uso de morfina, Demerol[2] ou outros analgésicos fortes sem dúvida justifica-se quando há dor excruciante, mas não como tratamento definitivo.

A *acupuntura* parece funcionar como um anestésico local. Em outras palavras, bloqueia a transmissão de impulsos nervosos da dor para o cérebro. Se alguém está lidando com uma doença crônica para a qual não pode esperar alívio da dor, esse é um bom tratamento. Para o paciente típico de dor nas costas, pode proporcionar alívio temporário, porém não interfere em nada no processo subjacente, a causa da dor.

Os *bloqueios nervosos* são amplamente utilizados, em especial quando a dor é grave e intratável. Um anestésico local é injetado e o resultado é o mesmo da acupuntura. Portanto, a crítica ao bloqueio nervoso como tratamento para a dor nas costas é a mesma que fiz à acupuntura.

A *estimulação elétrica nervosa transcutânea* (Tens) depende de leves choques elétricos aplicados na área dolorida para aliviar a dor. Os eletrodos geralmente são colados na região, e o paciente pode ativar o choque à vontade. Sobre esse tratamento, pode-se dizer a mesma coisa que foi dita para os dois itens anteriores. No entanto, nesse caso, existe uma

---

2. Remédio cujo princípio ativo é a meperidina, substância semelhante à morfina. (N. T.)

verdadeira dúvida quanto a se a Tens não passa de um placebo. Um grupo da Mayo Clinic, nos Estados Unidos, publicou um estudo, em 1978, no qual demonstrou que um placebo funcionava tão bem quanto a Tens.[3]

Quando há alívio prolongado como resultado de qualquer um desses tratamentos, deve-se suspeitar de um efeito placebo; não existe nenhuma outra explicação, já que não atuam sobre a causa do problema.

TRATAMENTOS PARA PROMOVER O RELAXAMENTO

Para aqueles que prescrevem tratamentos para promover relaxamento, perguntaria o seguinte: "Para quê? Qual é seu propósito em tentar relaxar a pessoa? Que resultado você espera obter?".

Há considerável imprecisão sobre esse ponto na área de alívio da dor. Não há dúvida de que uma pessoa calma e relaxada sente menos dor, porém, mais uma vez, estamos engajados em tratamento sintomático. A base do distúrbio não está sendo tratada. E quanto tempo pode ser dedicado todos os dias a exercícios relaxantes? Eu informo a meus pacientes que exercícios de meditação e relaxamento não fazem mal algum, mas não podemos depender deles para o alívio definitivo da dor.

O papel específico do *biofeedback* no alívio da dor é produzir relaxamento muscular. O procedimento usual é fixar pequenos eletrodos sobre os músculos da testa, cuja atividade elétrica (que reflete a atividade muscular) é registrada em um medidor ou tela. O paciente é instruído a reduzir a leitura do medidor, significando que o músculo relaxou, e isso, por sua vez, produz relaxamento reflexo nos músculos em outras partes do corpo.

Eu não prescrevo *biofeedback*, pois, novamente, trata o sintoma.

TRATAMENTOS PARA CORRIGIR
UMA ANORMALIDADE ESTRUTURAL

O tratamento mais comum para corrigir uma anormalidade estrutural é, provavelmente, a *manipulação*. A anormalidade para a qual se usa

---

3. G. Thorsteinsson, H. H. Stonnington, G. K. Stillwell e L. R. Elveback, "The placebo effect of transcutaneous electrical stimulation" [O efeito placebo da estimulação elétrica transcutânea], *Pain*, vol. 5, n. 1, p. 31-41, jun. 1978. (N. A.)

tal tratamento é o desalinhamento dos ossos da coluna vertebral, e o objetivo é restaurar o alinhamento. Não acredito que a anormalidade exista e, se existe, não acredito que possa ser modificada pela manipulação. Às vezes, alívio dramático da dor segue-se a uma manipulação, sugerindo que a pessoa está tendo uma boa resposta ao placebo. Os pacientes em geral retornam com regularidade para esses tratamentos. É provável, portanto, que tenham uma resposta placebo, que é conhecida por ser temporária.

Embora não seja tão comum quanto a manipulação, a *cirurgia* para remover o material do disco intervertebral extrudado é bastante realizada. Sem dúvida, esses procedimentos são com frequência essenciais. Tenho a impressão, no entanto, com base em minha experiência com pacientes com hérnia de disco, de que o material de disco extrudado muitas vezes não é responsável pela dor. É desnecessário dizer que os médicos que realizam essas operações fazem isso com a sincera convicção de que uma substância ofensiva está sendo removida; esse é o conceito que rege a decisão de fazer a cirurgia e é amplamente aceito. No entanto, por causa de minha experiência terapêutica, sou forçado a concluir que a cirurgia às vezes pode produzir um resultado desejável por causa do efeito placebo. A força de um placebo, ou seja, sua capacidade de alcançar um efeito positivo e permanente, é medida pela impressão causada na mente da pessoa. É por isso que a cirurgia provavelmente é um placebo muito poderoso.

Em 1961, esse fato chamou a atenção do mundo médico quando o doutor Henry K. Beecher[4] registrou as reações de homens feridos em batalha (veja o capítulo 7, sobre corpo e mente). As pessoas hesitam em refutar o valor da cirurgia, mas diversos casos criam um rol considerável de evidências de seu fracasso. Como foi apontado ao longo deste livro, é a TMS, e não a hérnia de disco, que parece ser a causa da dor na maioria dos casos. Portanto, a remoção do material de hérnia de disco pode não resolver o problema fundamental.

Existem outros tratamentos que podem ser caracterizados como pseudocirúrgicos, já que seu objetivo, assim como no caso da cirurgia,

---

4. H. K. Beecher, "Surgery as a placebo: a quantitative study of bias", *JAMA: Journal of the American Medical Association*, vol. 176, p. 1102-1107, jul. 1961. (N. A.)

é remover o material herniado do disco. A *quimopapaína* é uma enzima que pode ser injetada no material do disco extrudado para digeri-la (dissolvê-la). Esse procedimento é menos intenso do que uma operação, mas deve receber as mesmas críticas que a cirurgia, uma vez que o material do disco herniado talvez não seja a causa da dor. Além disso, reações graves a essa enzima foram relatadas na literatura médica.

A *tração cervical*, que pode de fato afastar os ossos cervicais em um grau leve, é outra tentativa de alterar uma anormalidade estrutural — neste caso, tentar ampliar o forame cervical, que são os buracos formados por dois ossos da coluna por meio dos quais os nervos espinhais fazem seu caminho. A ideia é tornar os buracos maiores para que os nervos não sejam "beliscados". Mas, como já dissemos, a ideia de que estão sendo beliscados geralmente é uma fantasia e, assim, mais uma vez, se faz muito barulho por nada.

TRATAMENTOS PARA FORTALECER OS MÚSCULOS

Durante anos, a doutrina do fortalecimento das costas e dos músculos abdominais para proteger as costas ou aliviar a dor ali localizada foi pregada por todo o globo. É uma ideia profundamente enraizada na mente americana... E está completamente equivocada. Esses programas de tratamento são ensinados na Young Men's Christian Association (YMCA),[5] o exercício é prescrito por milhares de médicos, e as pessoas são treinadas por uma grande variedade de fisioterapeutas.

Não há nada de errado em fazer esses exercícios e fortalecer os músculos; é uma coisa muito boa (eu mesmo faço). Mas, como digo a meus pacientes, os exercícios não farão a dor desaparecer nem vão protegê-los; se isso acontecer, será um efeito placebo.

Que tal usar o exercício para retomar sua vida, para romper com seu medo da atividade física? Isso é uma história bem diferente e um uso muito bom do exercício.

O doutor Hubert Rosomoff, cujo repúdio à importância da patologia do disco já foi mencionado, tem um grande e bem-sucedido programa de

---

[5]. A Young Men's Christian Association (YMCA) [Associação Cristã de Moços] é uma instituição fundada nos Estados Unidos em 1844. Voltada para jovens, dedica-se a promover valores comunitários, vida saudável e responsabilidade social. (N. T.)

tratamento conservador de síndromes dolorosas persistentes, em associação com a Miller School of Medicine da University of Miami, na Flórida (Estados Unidos). Seu programa de atividade física é vigoroso e rigoroso em todos os aspectos. No entanto, tenho a impressão de que, embora seus pacientes melhorem e se tornem mais funcionais, muitos continuam a sentir dor. De meu ponto de vista, isso é inevitável, uma vez que a causa básica do distúrbio não foi identificada nem tratada.

Apenas bem ocasionalmente encaminho um paciente para fisioterapia, e faço isso apenas para ajudá-lo a superar o medo e a relutância em fazer exercícios físicos.

TRATAMENTOS PARA AUMENTAR A CIRCULAÇÃO LOCAL DO SANGUE

Há uma série de tratamentos físicos que aumentarão o fluxo de sangue em uma área, elevando a temperatura do tecido. O calor pode ser gerado no músculo, por exemplo, pelo uso de *ondas curtas* ou *radiação ultrassônica*. *Massagem profunda* e *exercício ativo* produzirão o mesmo efeito. Ao contrário do que se poderia esperar, uma *compressa quente* não aumentará o fluxo sanguíneo, uma vez que o calor não penetra na pele nem alcança o músculo. Paradoxalmente, *compressa de gelo* pode ter esse efeito, estimulando uma resposta reflexa ao frio.

O que se pretende com isso? A menos que a dor seja, de alguma forma, resultado da diminuição do fluxo sanguíneo ou da redução da oxigenação originária de algum outro mecanismo, não faz sentido aumentar a disponibilização de oxigênio.

Como o leitor sabe, é nossa hipótese, agora apoiada pela pesquisa em reumatologia, que a privação de oxigênio é precisamente o mecanismo da dor muscular da TMS. Entretanto, não faço uso dessas modalidades terapêuticas porque têm valor somente temporário e porque são abordagens físicas. A justificativa para essa minha decisão foi discutida extensivamente no capítulo sobre o tratamento da TMS.

Compressas quentes ou frias, radiação (atualmente, em sua maioria, ultrassônica), massagens profundas e superficiais e exercícios ativos são amplamente utilizados no tratamento de síndromes dolorosas, quase independentemente da etiologia tomada. Por exemplo, ao se ter um diagnóstico de hérnia de disco, decide-se que a cirurgia não é garantida.

Nesse caso, após um período de repouso absoluto, a fisioterapia é prescrita com frequência se a dor persistir, geralmente consistindo em calor intenso, massagem e exercícios. É difícil entender que resultado isso deveria produzir. Não vai alterar o estado anatômico do material do disco extrudado; vai temporariamente aumentar o fluxo sanguíneo e pode tonificar os músculos, mas com que finalidade?

Como alguém que, há muitos anos, prescreveu essa fisioterapia talvez milhares de vezes, devo confessar que a lógica era, muitas vezes, imprecisa e que havia certa mística envolvida: "Faça alguma coisa e talvez a dor vá embora", "Fortaleça o abdome e os músculos das costas para apoiar a coluna", "Relaxe os músculos", e assim por diante.

Se o fisioterapeuta era particularmente talentoso, não raro os resultados eram muito bons. Infelizmente, mais uma vez tínhamos em ação uma resposta placebo — ou seja, o resultado não costumava ser permanente. No entanto, se o fisioterapeuta permanecesse disponível para o paciente, outra rodada de fisioterapia poderia resultar em alívio da dor por mais algumas semanas ou meses. Entretanto, o paciente continuava a ter uma vida circunscrita por muitas proibições e recomendações e pelo medo sempre presente de uma recorrência da dor.

TRATAMENTOS PARA COMBATER INFLAMAÇÕES

Minha resposta imediata a qualquer tratamento para combater a inflamação é: "Que inflamação?". Até onde sei, ninguém jamais demonstrou a existência de um processo inflamatório em qualquer síndrome de dor nas costas; ainda assim, enormes quantidades de medicação anti-inflamatória esteroide e não esteroide são usadas no tratamento, com e sem receita médica. Julgar a eficácia desses remédios é um pouco difícil, pois a maioria deles também tem capacidade analgésica. Como não há inflamação na TMS, deve-se supor que a melhora com esses medicamentos se deve à sua função analgésica ou ao efeito placebo.

Há uma exceção. Esteroides (chamados corticoides) vão reduzir ou acabar com os sintomas da TMS temporariamente em muitos pacientes. Não sei dizer como nem por que isso acontece. Vejo essas pessoas quando a dor retorna; elas têm TMS e costumam reagir a meu tratamento com a resolução permanente dos sintomas.

Tratando dor crônica

Perto do fim do capítulo 4 (sobre o tratamento da TMS), descrevi um programa que é amplamente utilizado nos Estados Unidos para tratar *dor crônica*. Vale a pena repetir aqui que tratar dor não é medicina bem-feita. A dor é um sintoma, como a febre. Ela foi elevada ao *status* de distúrbio na hipótese de que certos fatores psicológicos fazem com que o paciente exagere na intensidade de sua dor. Como dito antes, essa teoria exige que se reconheça a presença contínua de uma razão estrutural para a dor, que só então seria aumentada.

Segundo minha experiência, no caso das síndromes leves e graves e das síndromes dolorosas agudas e crônicas, são responsáveis pela dor, na maioria dos pacientes, as alterações fisiológicas características da TMS, e não uma anormalidade estrutural. Essas alterações fisiológicas resultam em dor e outros sintomas. Tratar esses sintomas não é mais sábio que tratar a febre em alguém com pneumonia pneumocócica.

De onde veio essa teoria nova? O problema se originou na falha dos médicos em diagnosticar com precisão o motivo da dor. Então, quando a dor se tornava grave, crônica e incapacitante, lavavam as mãos e esperavam que alguém assumisse o fardo de cuidar desses pacientes. Os médicos ficaram felizes em transferir a responsabilidade quando os psicólogos comportamentais apresentaram a teoria de que as necessidades psicológicas criavam um distúrbio novinho em folha que chamavam *dor crônica*. A dor foi elevada ao *status* de uma doença de ordem psicológica quando médicos frustrados abriram mão de seu papel como diagnosticadores.

A dor é, tem sido e sempre será um sintoma. Caso se torne grave e crônica, é porque sua causa — qualquer que seja ela — é grave e não foi identificada. A cronicidade, no caso dessas síndromes dolorosas, é o resultado de diagnóstico malfeito. O histórico dos casos a seguir evidencia isso e é uma conclusão apropriada para este capítulo.

A paciente era uma mulher de meia-idade com uma família adulta; ela estava basicamente de cama havia cerca de dois anos, quando chamou nossa atenção. Sofria de dor lombar e nas pernas durante anos, havia sido operada duas vezes e se deteriorara de modo gradual, a ponto de sua vida praticamente se restringir ao quarto no andar superior da casa.

Ela foi internada no hospital, onde não encontramos evidências de um problema estrutural contínuo, mas sim manifestações graves da TMS. E não é de se admirar, pois a avaliação psicológica revelou que sofrera terríveis abusos sexuais e psicológicos quando criança e que estava furiosa, para dizer o mínimo, só que não tinha consciência disso. Era uma mulher agradável e maternal, do tipo que automaticamente reprimiria a raiva. E, assim, a raiva a infeccionou durante anos, sempre mantendo-a sob controle pela síndrome dolorosa severa.

Sua recuperação foi turbulenta, pois, à medida que os detalhes de sua vida se revelaram e ela começou a reconhecer sua fúria, experimentou uma variedade de sintomas físicos — cardiocirculatórios, gastrointestinais, alérgicos —, porém a dor começou a diminuir. A psicoterapia, em grupo e individual, foi intensa. Felizmente, ela era muito inteligente e entendeu depressa os conceitos da TMS. Conforme a dor diminuía, a equipe ajudou a mulher a recuperar sua mobilidade. Quatorze semanas após a internação, ela foi para casa livre de dores e pronta para retomar sua vida.

Essa mulher não tinha a doença "dor crônica". Tinha um distúrbio físico, TMS, induzido por um trauma psicológico horrível. Que desserviço teria ocorrido se lhe tivessem sugerido que sua dor era intensa e persistente porque estava tirando proveito psicológico da situação. Esse é apenas um exemplo do porquê me oponho a esse conceito.

E também da razão de minha insistência no fato de que o tratamento da TMS requer uma abordagem educacional-psicoterapêutica. A maioria dos pacientes não precisa de psicoterapia, mas eles precisam saber que todos nós geramos e reprimimos sentimentos ruins e que esses sentimentos podem ser a causa de sintomas físicos.

7. CORPO E MENTE

Uma coisa que é bastante clara sobre a causa e o tratamento da síndrome de tensão mioneural (TMS) é que se trata de um exemplo notável do que pode ser denominado de conexão corpo e mente. A história da conscientização da medicina sobre essa interação é longa e cheia de percalços. Hipócrates aconselhou seus pacientes asmáticos a serem cautelosos com a raiva, o que sugere que há 2.500 anos houve algum entendimento do impacto das emoções na doença. Esse conceito sofreu um duro golpe desferido por René Descartes, filósofo e matemático do século XVII, que sustentava que a mente e o corpo eram entidades totalmente separadas e, portanto, deveriam ser estudadas assim. As questões da mente eram responsabilidade da religião e da filosofia, de acordo com Descartes. O corpo, disse ele, deveria ser estudado por métodos objetivos e verificáveis. Em grande medida, o ensino de Descartes continua sendo o modelo da pesquisa e prática médica atual. O médico padrão considera a doença como um distúrbio da máquina corporal e entende ser seu papel descobrir a natureza do defeito e corrigi-lo. A pesquisa em medicina depende muito do laboratório, e o que não pode ser estudado no laboratório é amplamente considerado como não científico. Apesar da óbvia falácia dessa noção, continua sendo o princípio de pesquisa utilizado pela maioria dos pesquisadores em medicina. O espírito de Descartes ainda está bem vivo.

Charcot e Freud

No final do século XIX, o famoso neurologista francês Jean-Martin Charcot (1825-1893) deu nova vida ao princípio da interação entre corpo e mente quando compartilhou com o mundo da medicina suas experiências com um grupo de pacientes intrigantes. Chamados *histéricos*, apresentavam sintomas neurológicos dramáticos, como paralisia de um braço ou perna, sem evidência de doença neurológica. Imagine o efeito em seu público médico, no entanto, quando Charcot demonstrou que a paralisia poderia desaparecer quando o paciente estava hipnotizado! Não se pode pedir uma demonstração mais convincente da conexão corpo e mente.

Entre os diversos médicos que visitaram as famosas clínicas de Charcot estava um neurologista vienense, Sigmund Freud. Seu nome agora é bem conhecido, e com razão, pois desenvolveu o conceito da mente inconsciente (subconsciente, se preferir), sem o qual seria impossível entender o comportamento humano. No entanto, apesar do fato de que Freud começou a escrever sobre esse assunto cerca de cem anos atrás, a consciência da atividade emocional subconsciente e de seu efeito sobre o que as pessoas fazem e como se sentem ainda é limitada a psiquiatras e psicólogos treinados de modo analítico. Isso é particularmente lamentável, uma vez que distúrbios como TMS, úlcera gástrica e colite se originam no subconsciente e têm a ver com as emoções geradas lá.

Freud se interessou muito por pacientes com histeria e começou a trabalhar com eles. O famoso psiquiatra foi motivado pela observação de que a hipnose pode banir o sintoma temporariamente, porém não consegue curar o paciente. Por fim, concluiu que os intensos pseudossintomas — que chamou de *histeria de conversão* — exibidos por esses pacientes eram resultado de um complicado processo subconsciente no qual as emoções dolorosas eram reprimidas e depois descarregadas fisicamente. Ele achava que os sintomas eram simbólicos e representavam uma descarga de tensão emocional. Para Freud, o processo de repressão era uma defesa contra as emoções dolorosas. Fez uma distinção, no entanto, entre os tipos de sintoma que esses pacientes apresentavam e os que afetavam órgãos internos, como estômago e cólon. Acreditava que os do segundo caso caíam em uma categoria diferente e não podiam ser tratados por meio da psicologia. Contudo, foi capaz de ajudar muitos pacientes histéricos de conversão pelo processo terapêutico da psicanálise, que desenvolveu e pelo qual se tornou, com razão, famoso.

Em minha opinião, a maior contribuição de Freud para a medicina foi o reconhecimento da existência do inconsciente humano e seus esforços contínuos ao longo de toda a sua carreira para compreendê-lo. Suas conquistas se equiparam às de Albert Einstein, Galileu Galilei e outros cientistas incríveis e inovadores.

Franz Alexander

Embora possamos dizer que Freud tenha sido o primeiro grande proponente da conexão corpo e mente e que tenha permanecido interessado no assunto durante toda a sua vida, foram seus alunos que fizeram as maiores contribuições para a área. Talvez o mais importante deles tenha sido Franz Alexander, que, com seus colegas do Institute for Psychoanalysis de Chicago (Estados Unidos), desenvolveu alguns dos trabalhos mais importantes do século XX no campo da medicina psicossomática. Ele superou Freud nesse campo afirmando que anormalidades nos órgãos, como úlcera gástrica, também eram induzidas por fenômenos psicológicos, ainda que diferentes daqueles que causavam os sintomas da histeria de conversão. O que chamou de neurose vegetativa (como úlceras e colites) era, de acordo com sua definição, uma resposta fisiológica a estados emocionais constantes ou recorrentes. Ele estudou distúrbios do trato gastrointestinal superior e inferior, asma brônquica, arritmias cardíacas, pressão alta, cefaleia psicogênica e enxaqueca, distúrbios dermatológicos, diabetes, hipertireoidismo e artrite reumatoide. Em cada caso, achava que havia uma situação psicológica específica que determinava esse distúrbio em particular; por exemplo, a raiva reprimida produziria pressão alta. (Voltarei a esse conceito mais tarde, na página 146, quando apresentar minhas teorias sobre a causa de distúrbios físicos induzidos psicologicamente.)

Alexander fez outra importante contribuição ao revisar a história da psicologia médica no livro *Psychosomatic medicine*,[1] em que salientou que, com o advento da medicina científica moderna no século XIX, foi abandonado o estudo do impacto da psicologia na saúde e na doença. A medicina moderna acreditava que tudo poderia ser explicado com base na física e na química e que, embora o corpo fosse uma máquina incrivelmente complicada, bastava aprender como funcionava e como reagia às crises para ter uma saúde perfeita e estar livre de doenças. Como foi dito antes, essa ideia foi inicialmente promulgada por Descartes como uma reação ao passado espiritual e místico da medicina. Portanto, a

---

1. F. Alexander, *Psychosomatic medicine* [Medicina psicossomática], Nova York, Norton, 1950. (N. A.)

ciência médica acabou menosprezando Freud e seus seguidores e os acusou de não serem científicos.

Prevalência do conceito físico-químico de patologia

Alexander achou que havia enfrentado com sucesso as críticas da comunidade médica científica ao empregar métodos científicos rigorosos em seu trabalho, e declarou que estávamos prestes a entrar em uma nova era na medicina, quando o papel das emoções na saúde e na doença seria levado em consideração e estudado com vigor. Mas, infelizmente, isso não aconteceu. Conforme os entusiasmados e talentosos alunos de Freud desapareciam do cenário médico, o mesmo ocorria com o conceito de que as emoções eram diretamente responsáveis por certos distúrbios médicos e que desempenhavam um papel importante em outros. Os filósofos médicos cartesianos mais uma vez estabeleceram seu domínio, e as emoções foram banidas do campo da pesquisa médica. A revista *Psychosomatic Medicine*, criada por Alexander e seus colegas, passou a ser organizada por profissionais cujos interesses primários eram o laboratório e a estatística. Se algo não pudesse ser estudado no laboratório, diziam eles, não era "científico"; logo, a ideia da conexão corpo e mente não era científica e não podia ser estudada.

Com o passar dos anos, a visão físico-química da medicina tornou-se tão forte que um número substancial de psiquiatras começou a se chamar *psiquiatras biológicos*, proclamando que os males emocionais eram resultado de anormalidades químicas da função cerebral e que só era preciso descobrir a natureza do defeito químico em cada distúrbio para, depois, corrigi-lo com um produto farmacêutico. Segundo eles, depressão e ansiedade são simplesmente transtornos das substâncias químicas cerebrais. É evidente que os desenvolvedores e fornecedores de remédios ficaram encantados com essa reviravolta, mas não foram eles que deram início a isso — foi a própria comunidade psiquiátrica.

A falácia óbvia desse modo de pensar é que, sem dúvida, podem ser detectadas mudanças químicas no cérebro associadas a estados emocionais normais e "anormais"; a questão é que a química não é a causa do estado emocional, mas sim sua mecânica ou seu resultado. Se tratar o paciente com substâncias químicas, o médico estará praticando medicina malfeita ao cuidar do sintoma em vez da causa.

Por exemplo, o senhor Jones está ansioso porque vem enfrentando reveses financeiros e tendo vários sintomas de ansiedade. Seu médico lhe dá um tranquilizante, em vez de sugerir algo que o ajude a lidar com a realidade de sua situação. Isso é medicina malfeita.

O retrocesso de uma visão predominantemente físico-química da patologia aconteceu a partir da década de 1950. No momento presente, a medicina convencional parece estar longe de mostrar qualquer interesse nas relações corpo e mente. Em junho de 1985, um redator do periódico *The New England Journal of Medicine*, uma das publicações médicas mais prestigiosas dos Estados Unidos, escreveu que a maior parte do que se sabe sobre esse assunto é folclore. O editorial provocou uma tempestade de protestos no mundo todo, já que pesquisa de qualidade é feita nesse campo. No entanto, demonstrou a confiança e a arrogância dos seguidores leais de Descartes. Felizmente, um equilíbrio se estabeleceu quando o editor de *The Lancet*, um periódico médico britânico igualmente importante, abordou no mês seguinte, julho de 1985, o trabalho que estava sendo feito no campo das relações corpo e mente, sugerindo que a comunidade médica desse mais atenção a isso. Esse editorial não foi um endosso para pesquisas nessa área, mas certamente foi mais objetivo e científico do que o editorial do *The New England Journal of Medicine*.

Situação atual da pesquisa sobre conexão corpo e mente

Se apresentei um cenário sombrio, é porque a maioria esmagadora do trabalho clínico e da pesquisa nos Estados Unidos continua orientada para problemas estruturais. Existem, no entanto, algumas luzes em fins de túneis; então, nem tudo está perdido. Novas ideias costumam sofrer resistência e geralmente são rejeitadas quando apresentadas pela primeira vez, particularmente se desafiam ou ultrapassam princípios que foram estimados e férteis durante muito tempo. Os avanços mais dramáticos e valiosos da medicina nos últimos cem anos foram resultado de descobertas laboratoriais (como a penicilina), e devemos muito ao que poderíamos chamar de a era da medicina de laboratório. Entretanto, devemos ser capazes de avançar e entender que novos métodos de pesquisa podem ser necessários, particularmente se nos empenhamos em estudar algo tão difícil e misterioso quanto a mente.

De acordo com Alexander, na revista *Psychosomatic Medicine*, Einstein disse que as ideias de movimento de Aristóteles retardaram o desenvolvimento da mecânica por 2 mil anos. Seria uma pena se a filosofia cartesiana fizesse o mesmo com o estudo da influência da mente, em particular das emoções, sobre o corpo.

Por que os médicos atuais têm problemas com os conceitos da conexão corpo e mente? Acredito que isso ocorra porque se veem como engenheiros do corpo humano. Segundo esses médicos, a saúde e a doença podem ser expressas em termos físicos e químicos, e a ideia de que um pensamento ou uma emoção poderia, de alguma forma, afetar a físico-química recebe grande desaprovação. É por isso que meu trabalho foi tão cuidadosamente ignorado. Demonstrei de modo conclusivo que um processo verdadeiramente físico-patológico é o resultado de fenômenos emocionais e pode ser interrompido por um fenômeno mental. Isso, em primeiro lugar, é uma heresia e, em segundo, ultrapassa a compreensão da maioria dos médicos. Nada em seu treinamento os preparou para uma ideia assim, que para eles parece vodu. Isso os lembra, com um arrepio, da velha era da medicina não científica anterior a Descartes. De maneira paradoxal, pensadores leigos são bem mais capazes de aceitar essa ideia, porque não estão aterrados por uma educação médica e todos os preconceitos filosóficos que a acompanham. A ciência médica contemporânea é cientificamente limitada, pois se fechou para a possibilidade de novos progressos, evitando se aventurar além dos limites seguros de sua conhecida tecnologia. Deve-se tirar uma lição do campo da física teórica, no qual as velhas ideias são constantemente revisadas à luz de novos conhecimentos.

Minhas hipóteses sobre a natureza das interações entre corpo e mente

Antes de revisar o progresso recente em nossa compreensão das interações corpo e mente, pode ser interessante descrever minhas hipóteses relacionadas ao assunto. A maioria dessas ideias foi desenvolvida como resultado de minha experiência no diagnóstico e tratamento da TMS. Eu enfatizo que são hipotéticas.

A primeira ideia, e mais básica, é que estados mentais e emocionais podem influenciar e alterar, para o bem ou para o mal, qualquer órgão ou sistema do corpo. O mecanismo por meio do qual isso ocorre nos é desconhecido, embora pesquisas estejam começando a sugerir respostas. Mas isso não deve nos incomodar, pois também não sabemos explicar como o cérebro capta a confusão de sons que entram em nossos ouvidos e transforma tudo em palavras compreensíveis, ou como as miríades de formas e linhas que vemos com os olhos e que não possuem significado até serem transformadas pelo cérebro e convertidas em palavras ou coisas que reconhecemos. A maior parte do que o cérebro faz (tudo no subconsciente) é um completo mistério para nós. Por que, então, estamos incomodados por não podermos explicar como fenômenos mentais e emocionais refletem no cérebro e no corpo? As coisas que acontecem em Lourdes, na França, são reais; as coisas que os faquires indianos fazem são reais; o efeito placebo é real. É trabalho da ciência médica estudar esses fenômenos, em vez de zombar deles.

Preciso enfatizar que, em minha opinião, a mente pode influenciar *qualquer* processo físico.

COMPOSIÇÃO DA PSIQUE

Por quase cem anos, entendeu-se que a composição da estrutura emocional da mente, o que poderíamos chamar de psique, é multifacetada. A psique parece ser composta de forças múltiplas, às vezes conflitantes, que funcionam basicamente abaixo do nível da consciência. Devemos esse conhecimento em grande parte a Freud, que trabalhou sua vida toda para entendê-las e descrevê-las. Suas formulações e descrições de *isso, eu* e *supereu*[2] são bem conhecidas. Eu não possuo experiência nem conhecimento necessários para fazer uma análise psicanalítica de minhas observações. O que posso fazer é descrever o que vi, apresentar minhas impressões do que significa psicologicamente e deixar que os especialistas decidam de que maneira essas observações se encaixam na teoria psicanalítica contemporânea.

Para facilitar, podemos nos referir a esse mecanismo emocional multifacetado como *personalidade*. Todos nós temos uma e todos estamos cientes de algumas de suas características; por exemplo, sabemos

---

2. Também chamados id, ego e superego. A definição desses conceitos pode ser encontrada em: Sigmund Freud, *Esboço de psicanálise (1938)*, São Paulo, Edipro, 2019. (N. T.)

se somos compulsivos ou perfeccionistas. Entretanto, há componentes importantes de nossas personalidades que desconhecemos, que estão no inconsciente e que podem ter um efeito profundo em nossas vidas.

Parece claro que todos os seres humanos possuem as mesmas partes básicas da estrutura da personalidade, embora possa haver variação considerável na composição dessas partes e na importância relativa de cada uma na vida do indivíduo. Por exemplo, todo mundo tem consciência; em uma pessoa, pode ser tão forte a ponto de praticamente dominar sua vida; em outra pessoa, pode ser tão fraca que seu comportamento social flerta com o comportamento criminoso.

Uma parte muito importante da personalidade inconsciente é aquela que é infantil, primitiva e, portanto, narcisista. É egocêntrica, pois exclui a preocupação com as necessidades, os desejos e o conforto dos outros. É orientada para o eu. O tamanho (força, influência) dessa parte varia de pessoa para pessoa. Em algumas, é grande e, portanto, é mais provável que reajam ou se comportem de maneira egocêntrica ou infantil, embora a última possa ser difícil de detectar, uma vez que a conduta das pessoas é sempre encoberta pelo comportamento adulto. Muitos sentimentos e comportamentos são, sem dúvida, remanescentes da infância. As crianças se sentem fracas e vulneráveis; são dependentes e sentem com força essa dependência; não pensam muito em si mesmas; têm uma necessidade constante de aprovação; são muito propensas a ficar ansiosas e rápidas a se enraivecer. Não têm paciência. De certo modo, todos nós continuamos a gerar inconscientemente alguns desses sentimentos na vida adulta. O que varia de pessoa para pessoa é a quantidade.

Joseph Campbell, o grande mitólogo, filósofo e professor, ensinou que os tribunais primitivos tinham ritos de passagem, por meio dos quais meninos e meninas se tornavam homens e mulheres. Eram sempre dramáticos, muitas vezes traumáticos e sempre específicos e poderosos. Sem dúvida, ajudaram a diminuir a influência da criança residual ao fazer uma demarcação intensa entre uma infância e uma idade adulta. Sociedades modernas, "civilizadas", não têm tais ritos (o *bar-mitzvá* e a crisma são aqueles que existem de mais próximo, mas não são tão poderosos), e pode ser que sofram com a falta deles. Se a linha que separa a infância da idade adulta é indistinta, podemos reter mais de nossas tendências infantis, não importa nossa idade cronológica.

É possível que a ansiedade que existe na vida de todos tenha origem na resposta dessa parte de nossos sistemas emocionais a tensões e pressões da existência diária. Quanto maior o estresse, mais ansiedade é gerada. E, como afirmado no capítulo sobre a psicologia, o mesmo vale para a raiva.

A raiva talvez seja uma das mais importantes e menos compreendidas emoções que geramos. O célebre psicanalista e pensador da ética Willard Gaylin publicou, em 1984, um livro intitulado *The rage within: anger in modern life*,[3] que explorou o tema da raiva no homem moderno. Como a raiva é tão antitética à nossa ideia de comportamento adequado em uma sociedade civilizada, tendemos a reprimi-la no momento em que é gerada no inconsciente e, assim, nem sequer sabemos de sua existência. Há muitas razões, a maioria delas inconscientes, por que reprimimos a raiva — elas foram enumeradas no capítulo sobre psicologia (ver página 47).

A tendência a *reprimir* as emoções indesejáveis é um elemento extremamente importante da vida emocional de uma pessoa e, mais uma vez, somos gratos a Freud pelo conceito. Reprimimos sentimentos de ansiedade, raiva, fraqueza, dependência e baixa autoestima, por razões óbvias.

No outro extremo do espectro emocional, há o que Freud chamou de *supereu*. Esse é nosso messias: ele nos diz o que devemos ou não fazer e pode ser um mestre rigoroso. Na verdade, intensifica as pressões que nos deixam ansiosos e irritados e, portanto, amplia nossas tensões internas. Como afirmei antes, as pessoas que sofrem com TMS tendem a ser esforçadas, excessivamente responsáveis, conscienciosas, ambiciosas e bem-sucedidas, e tudo isso aumenta a pressão sobre o *eu* que está sitiado.

Quero fazer mais uma observação. Assim como há uma poderosa tendência a reprimir emoções indesejáveis, parece haver um impulso igualmente forte para trazê-las à consciência. É essa ameaça para que a repressão seja superada que exige do cérebro a criação de coisas como TMS, úlceras e enxaquecas.

---

3. W. Gaylin, *The rage within: anger in modern life* [A raiva interna: fúria na vida moderna], Nova York, Simon and Schuster, 1984. (N. A.)

TMS COMO EXEMPLO DE INTERAÇÃO CORPO E MENTE: PRINCÍPIO DA EQUIVALÊNCIA

Podemos agora prosseguir para uma análise da questão de onde a TMS se encaixa no esquema mais amplo da conexão corpo e mente. É certamente um excelente exemplo de tal reação. Eu a vejo como pertencente a um grupo de diversas reações físicas geradas com o mesmo propósito. TMS é equivalente a úlcera gástrica, colite espástica, constipação, cefaleia tensional, enxaqueca, palpitações cardíacas, eczema, rinite alérgica, prostatite (frequentemente), zumbido nos ouvidos (frequentemente) e tontura (frequentemente). Essa é uma lista parcial, mas representa as reações mais comuns do grupo. Curiosamente, tenho visto laringite, xerostomia (boca seca), micção frequente e muitas outras sendo incluídas na mesma lista. Acredito que esses distúrbios são intercambiáveis e equivalentes entre si, porque muitos ocorrem historicamente em pacientes com TMS, às vezes ao mesmo tempo, mas com frequência de forma alternada. Um paciente que consultei relatou que sofrera com enxaquecas severas (por sua descrição, pareciam dores de cabeça causadas por tensão), mas, desde que sua dor lombar e ciática surgiu, as dores de cabeça tinham cessado.

A equivalência também é sugerida pelo fato de os pacientes frequentemente relatarem a resolução de um desses distúrbios quando a dor da TMS desaparece. Isso acontece mais comumente com rinite alérgica. Eu ensino aos pacientes que todas as condições da lista têm a mesma finalidade, do ponto de vista psicológico.

Considere o seguinte trecho de uma carta que recebi. O homem primeiro escreveu que sua esposa, uma paciente com dor nas costas, estava indo muito bem. Então:

> Talvez você se lembre de que, depois de sua palestra, fui até você e comentei que vinha sofrendo com problemas estomacais nos últimos vinte anos. Você me disse que o mesmo princípio se aplicava. Bem, para minha descrença, funcionou! Eu estava tomando comprimidos de todo tipo e antiácidos há anos, mais anos do que gostaria de admitir. Meus problemas estomacais começaram no meu terceiro ano do ensino médio. Eu era incapaz de comer uma refeição sem a necessidade imediata de tomar algum tipo de medicação estomacal. Aplicando sua teoria e percebendo o quanto a mente

subconsciente controla nossa vida cotidiana, meus problemas estomacais desapareceram por completo. Ninguém acredita em mim quando tento explicar, mas tenho certeza de que você entende.

Pode estar certo de que ninguém acredita nele, pois leigos geralmente seguem as pistas da profissão médica em questões de saúde, e já apresentei a posição da medicina sobre essas questões. Julgo que apenas 10% da população entenderia a experiência desse homem.

Do ponto de vista teórico, existem algumas implicações interessantes sugeridas por esse princípio de equivalência. No que diz respeito ao grupo de distúrbios listados, ele se desvia da hipótese de Alexander de que distúrbios específicos têm um significado psicológico particular. Em seu livro clássico, ele discutiu a psicodinâmica que acreditava ser responsável por problemas gastrointestinais, respiratórios e cardiovasculares. A experiência com a TMS e com essas condições relacionadas sugere que pode haver um denominador comum, talvez a ansiedade, capaz de revelar qualquer um desses distúrbios. Nesse caso, alguma outra emoção, como a raiva, por exemplo, pode ser a emoção primordial, que, por sua vez, pode ser capaz de induzir a ansiedade, o que provoca o sintoma.

Pessoalmente, vivenciei hiperacidez gástrica, colite, enxaqueca, palpitações e uma variedade de sintomas musculoesqueléticos típicos da TMS e sei que foram todas resultado de raiva reprimida. Assim que aprendi o truque, passei a identificar o motivo da raiva — e muitas vezes a desligar o sintoma.

É interessante notar que a maioria dos distúrbios listados aqui é mediada pelo sistema nervoso autônomo. Pelo que sabemos, a rinite alérgica não é nada além de um mau funcionamento do sistema imunológico. Retornarei a isso mais adiante, quando discutirmos o novo campo da psiconeuroimunologia (ver página 150).

DISTÚRBIO FÍSICO COMO DEFESA CONTRA EMOÇÕES REPRIMIDAS
Foi discutido no capítulo 2, sobre psicologia, e será apenas brevemente reiterado aqui, que o objetivo da sintomatologia física, seja musculoesquelética, seja gastrointestinal, seja geniturinária, é distrair a atenção da pessoa — um mecanismo criado para permitir que o indivíduo não sinta emoções indesejáveis ou não tenha de lidar com elas, sejam quais

forem. É, em essência, uma falta de desejo da mente de lidar com esses sentimentos. Deve-se fazer uma distinção nítida, no entanto, entre uma decisão tomada no subconsciente e outra que a pessoa tomaria conscientemente. Como apontado antes neste livro, os pacientes com TMS lidam muito bem com a realidade; a covardia é de suas mentes inconscientes. A melhor evidência da validade desse conceito é o fato de que os pacientes são capazes de interromper o processo simplesmente *aprendendo sobre ele*. O desvio (distração) não funciona mais quando é identificado e rotulado. Como mencionado no capítulo 4, sobre tratamento, muitas pessoas relataram ter resolvido suas síndromes dolorosas nas costas depois de ler meu primeiro livro, deixando bem claro que foram "curadas" pelas informações adquiridas. Não haveria como isso ser um placebo.

Freud e seus alunos reconheceram que sintomas histéricos às vezes assumiam a forma de dor. Ao longo dos anos, tenho visto vários pacientes com manifestações graves de TMS, tão severas que geralmente estavam acamados. Além de ter as manifestações clássicas da TMS — isto é, dor ao se pressionar certos músculos e envolvimento de nervos como o ciático —, não raro esses pacientes tinham dor em locais estranhos e de sensação estranha. "Sinto como se houvesse vidro rachado sob a minha pele" é um exemplo típico. Freud teria chamado essa dor de histérica. Os sintomas histéricos envolvem o sistema sensório-motor em vez do autônomo; é isso que os distingue dos sintomas gastrointestinais, por exemplo, e sugere que têm uma causa psicológica diferente. A meu ver, tanto a TMS e seus equivalentes como a chamada dor histérica derivam psicologicamente da mesma fonte, mas a magnitude do problema emocional pode determinar quais sintomas são escolhidos pelo cérebro.

TEORIA UNIFICADA DA DOR INDUZIDA PSICOLOGICAMENTE

Em julho de 1959, o doutor Allan Walters proferiu um discurso intitulado "Psychogenic regional pain alias hysterical pain", como presidente da 11ª reunião anual da Canadian Neurological Society. O discurso foi publicado na revista *Brain*, em março de 1961.[4] O doutor Walters

---

4. A. Walters, "Psychogenic regional pain alias hysterical pain" [Dor regional psicogênica sob o nome de dor histérica], *Brain*, vol. 84, p. 1-18, mar. 1961.

alegou que a designação de dor histérica não era precisa, já que, em sua experiência, grande variedade de estados mentais e nervosos poderia induzir o tipo de dor em geral identificada como dor histérica, e não apenas histeria. (Observe a semelhança com o que acabei de propor.) Era típico da dor histérica ocorrer em áreas que não faziam sentido neuroanatomicamente.

Walters propôs o termo *dor regional psicogênica* para esse tipo de dor. *Psicogênica* porque era claramente resultado de um distúrbio mental ou emocional. (Todos os pacientes haviam sido exaustivamente estudados para descartar lesões físicas.) *Regional* porque a dor envolvia determinada região do corpo sem levar em conta as distribuições específicas dos nervos.

Minha experiência apoia e amplia as observações do doutor Walters. Tenho visto a dor da TMS, que inclui dores musculares, nervosas, tendíneas ou ligamentares, e a dor regional psicogênica em pacientes com estados de ansiedade de variados graus de severidade, bem como em pacientes com esquizofrenia e maníaco-depressivos. Parece que o cérebro escolhe entre um amplo repertório de distúrbios dolorosos e não dolorosos quando precisa se defender contra sentimentos difíceis ou indesejáveis. Em geral, vemos a dor regional quando o estado emocional é grave.

Eu ainda levantaria a hipótese de que, além dos variados graus de severidade do distúrbio emocional (por exemplo, ansiedade leve, moderada ou grave), os indivíduos reprimem esses sentimentos em diferentes níveis. Tem-se a impressão de que, em algumas pessoas, esses sentimentos estão enterrados tão fundo que o psicoterapeuta tem dificuldade de fazer o paciente tomar consciência deles. Em outras pessoas, os sentimentos estão logo abaixo da superfície. Sem dúvida, os que são mais dolorosos e/ou assustadores estão enterrados mais fundo.

Em minha prática médica, pacientes com problemas mais graves, os quais costumam necessitar de psicoterapia, além do programa educacional, representam cerca de 5% do total de pessoas que se consultam comigo.

EMOÇÕES E DISTÚRBIOS MAIS SÉRIOS
Na medicina há quem acredite que as emoções desempenham um papel em todos os aspectos da saúde e da doença. Eu sou uma dessas pessoas.

Alexander sugeriu acabar com o termo *medicina psicossomática*, uma vez que era redundante — tudo o que é médico é influenciado de alguma forma pelas emoções. Acredito que todos os estudos médicos que não consideram o fator emocional são falhos. Por exemplo, um projeto de pesquisa que trata do endurecimento das artérias geralmente inclui a consideração de dieta (colesterol), peso, exercício, fatores genéticos — contudo, se não incluir fatores emocionais, os resultados, a meu ver, não são válidos.

Antes de falar sobre outros tipos de problemas médicos em que as emoções podem desempenhar um papel proeminente, é importante deixar claro que as pessoas não fazem essas coisas a si mesmas. Não é incomum que, após o diagnóstico da TMS, os pacientes me digam: "Estou me sentindo péssimo; causei isso a mim mesmo". Eu lhes respondo que seus padrões emocionais estavam firmemente estabelecidos muito antes de atingirem a idade da responsabilidade e que o que são agora é resultado de uma combinação de fatores ambientais e de desenvolvimento sobre os quais não tinham controle. Seria o mesmo que tentar assumir a responsabilidade por sua altura ou cor dos olhos. Ou seja, estão reagindo à vida da única maneira que sabem. Além disso, se alguém começa a entender por que reage de determinada maneira e deseja mudar, algum grau de progresso é possível.

Outra reação de natureza similar é a dos médicos que resistem em reconhecer o papel das emoções — no câncer, por exemplo. Eles dizem que é cruel sugerir aos pacientes que as emoções podem ter contribuído para o aparecimento do câncer; isso faz com que se sintam culpados e responsáveis. Minha resposta para esse argumento é que existe um mundo de diferença em como o assunto é introduzido aos pacientes. Não se pode jogar as informações nessas pessoas e fazer parecer que são defeituosas emocionalmente. É preciso explicar que não são responsáveis pela doença, como descrito no parágrafo anterior, e conversar sobre suas vidas, tentar identificar os fatores emocionais que podem ter contribuído para o processo do câncer, para então seguir com sugestões concretas sobre como podem remediar e reverter os fatores negativos. Não pretendo sugerir que exista um processo terapêutico estabelecido baseado nessas ideias. É uma área em que muita pesquisa deve ser feita.

Bons exemplos na medicina sobre a conexão corpo e mente

Leitores interessados em uma excelente visão da medicina em relação à conexão corpo e mente devem ler *The healer within*, do doutor Steven Locke e de Douglas Colligan.[5] O doutor Locke atua no Departamento de Psiquiatria da Harvard Medical School e fez um excelente trabalho com seu escritor colaborador descrevendo a história e os esforços de sua época para entender como a mente influencia o corpo.

Não há nada importante no livro de que eu discorde. No entanto, tenho a impressão de que os autores se concentram demais no sistema imunológico e dão a entender que o futuro desse campo depende do que chamam de "ciência da psiconeuroimunologia". O estudo da psiconeuroimunologia é altamente científico e terá um papel importante em nossa compreensão de muitos distúrbios sérios, como o câncer e as doenças autoimunes (como artrite reumatoide e diabetes), mas, a meu ver, é apenas um segmento de um estudo maior sobre como as emoções podem influenciar qualquer um dos órgãos e sistemas do corpo.

A TMS é um exemplo de um distúrbio corpo e mente mediado pelo sistema nervoso autônomo; o sistema imunológico não está envolvido. Suspeito que o sistema imunológico não afeta a interação das emoções e do sistema cardiovascular. Mais uma vez, é possível ficar intrigado com o fato de que o cérebro atravessa fronteiras para responder a suas necessidades psicológicas. Assim, pacientes com o mesmo diagnóstico psicológico (embora diferindo em gravidade) podem desenvolver TMS, mediada autonomicamente; rinite alérgica, mediada pelo sistema imunológico; ou dor regional psicogênica, mediada pela ação direta no sistema sensório-motor.

Trabalho extremamente importante está sendo feito sobre a interação cérebro-corpo na seção de bioquímica do cérebro dos National Institutes of Mental Health. Uma das pioneiras nessa pesquisa é a doutora Candace Pert, que foi chefe da seção, cujo trabalho é demonstrar a comunicação entre o cérebro e diferentes partes e os sistemas do corpo. Para os interessados, uma excelente revisão desse trabalho

---

5. S. Locke e D. Colligan, *The healer within* [A cura interior], Nova York, Dutton, 1986. (N. A.)

apareceu na edição de junho de 1989 da *Smithsonian*, escrita por Stephen S. Hall.

O corpo e a mente interagem de muitas maneiras. A próxima parte do capítulo aborda algumas dessas interações mais comuns.

Mente e sistema cardiovascular

Os assuntos de interesse para nós nessa categoria da mente e do sistema cardiovascular são hipertensão, doença arterial coronariana, aterosclerose (endurecimento das artérias), palpitações cardíacas e prolapso da válvula mitral (sopro no coração).

Hipertensão arterial, como todos sabem, é muito comum e um pouco assustadora por causa de sua conexão com problemas cardíacos e derrame. Sua associação com emoções tem sido aceita por muitos, embora nunca tenha havido demonstração em laboratório. O doutor Neal Miller, um psicólogo que trabalhou na The Rockefeller University, demonstrou que animais de laboratório podem ser condicionados a baixar a pressão sanguínea e modificar muitos outros processos corporais, mostrando claramente que o cérebro pode ser recrutado para influenciar o corpo.

O doutor Herbert Benson, cardiologista de Harvard, descreveu o que chama de resposta de relaxamento e demonstrou que a pressão sanguínea pode ser reduzida pela aplicação desse processo similar a uma meditação.

Um estudo muito importante apareceu no *Journal of the American Medical Association*, na edição de 11 de abril de 1990.[6] O doutor Peter L. Schnall e uma equipe do Cardiovascular and Hypertension Center, do New York Hospital-Cornell Medical College (Estados Unidos), em colaboração com médicos de outras duas escolas de medicina da região de Nova York, publicaram um artigo que estabelecia uma relação clara entre pressão psicológica no trabalho ("estresse no trabalho") e pressão alta. O estudo também estabeleceu o fato de que houve um aumento no tamanho do coração dessas pessoas, o que é um dos efeitos indesejáveis

---

6. P. L. Schnall et al., "The relationship between 'job strain,' workplace diastolic blood pressure, and left ventricular mass index: results of a case-control study", *JAMA: Journal of American Medical Association*, vol. 263, n. 14, p. 1929-1935, abr. 1990. (N. A.)

da hipertensão sustentada. Há muito tempo, especialistas suspeitam que fatores psicológicos possam ter afetado a hipertensão arterial. Um grande valor do estudo do doutor Schnall é que foi desenvolvido e executado com tanto cuidado que é capaz de convencer alguns céticos da importância da conexão corpo e mente.

Muitas pessoas com TMS relatam histórico de hipertensão, sugerindo que os mesmos estados emocionais podem acarretar qualquer uma dessas condições. Certa vez, uma paciente ligou e relatou que sua dor nas costas havia desaparecido, mas que tinha desenvolvido hipertensão — um exemplo claro de equivalência.

Por outro lado, é raro um paciente com TMS relatar histórico de *doença arterial coronariana* ou desenvolvê-la depois. Em relação ao primeiro caso, eu posso documentar, mas não tenho estatísticas para apoiar o segundo; trata-se de uma impressão clínica.

Quase todo mundo já ouviu falar do chamado padrão de comportamento tipo A e da suscetibilidade dessas pessoas a doença arterial coronariana, descrita pelos doutores Meyer Friedman e Ray Rosenman, em seu livro *Type A behavior and your heart*, de 1974.[7]

Pessoas do tipo A foram descritas como extremamente ambiciosas, agressivas, competitivas, obsessivamente dedicadas ao trabalho, muitas vezes submetendo-se a grandes pressões para cumprir prazos, com grande necessidade de reconhecimento e muito hostis. Por causa de sua tendência a serem compulsivas, perfeccionistas, muito responsáveis e conscienciosas, as pessoas com TMS geralmente se descrevem como sendo do tipo A. Contudo, são diferentes em alguns aspectos importantes. Muitos pacientes com TMS são a antítese da hostilidade: em geral, têm uma forte necessidade de serem bons, agradáveis, simpáticos, obsequiosos e prestativos. Embora possam ser ambiciosos e, muitas vezes, bem-sucedidos, não necessariamente vão atrás de seus objetivos com a intensidade que parece ser característica da pessoa do tipo A.

Após a publicação de *Type A behavior and your heart*, inúmeras pesquisas foram feitas na tentativa de esclarecer a importância relativa das

---

7. M. Friedman e R. Rosenman, *Type A behavior and your heart*, Nova York, Random House, 1974. (N. A.) [No Brasil, o livro foi lançado com o título *O tipo A: seu comportamento e seu coração* (Rio de Janeiro, Nova Fronteira, 1976). (N. E.)]

várias características do tipo A. Foi sugerido que, de todos os aspectos listados anteriormente, a hostilidade talvez seja a única que predispõe alguém à doença arterial coronariana.

Para alguém que sabe que sente muita raiva, isso pode ser perturbador, tenha TMS ou não. É de grande interesse para mim, por causa da evidência crescente de que a raiva reprimida é importante na dinâmica psicológica da TMS. Entretanto, como podemos conciliar esses fatos com a clara evidência estatística na população com TMS de que a doença arterial coronariana é muito rara?

É evidente que se precisa de muito mais pesquisa e reflexão para desvendar esse mistério. É perigoso se concentrar em um traço como a hostilidade sem mais informações além daquela que temos a respeito da psicodinâmica da raiva ou da miríade de detalhes das personalidades das pessoas. O homem que xinga os motoristas de táxi enquanto dirige pode estar transferindo a raiva que sente pelo próprio chefe, pois é muito melhor xingar um estranho que perder o emprego. Ou pode ser algo muito mais complicado que isso.

O problema com a pesquisa comportamental tipificada aqui é que ela é unidimensional. Oferece conclusões baseadas em modelos supersimplificados do comportamento humano. Essa é uma das fraquezas da pesquisa feita nos anos 1980 nessa área. Em uma tentativa de produzir conclusões estatisticamente válidas, é necessário usar critérios que sejam mensuráveis; embora isso seja apropriado, coloca um grande ônus sobre o investigador, que deve ter certeza absoluta do que está medindo. Esse problema é ilustrado perfeitamente pela história da pesquisa de comportamento do tipo A.

Para piorar a situação para o coitado que se sente irritado a maior parte do tempo, sugere-se que ele *pare de fazer isso*! Isso o deixa totalmente desesperado. Disseram-lhe que esse tipo de comportamento pode causar um ataque cardíaco e, para evitar isso, é melhor que deixe de ser quem é.

Não pretendo aconselhar alguém que acredita ser uma pessoa do tipo A. Digo a meus pacientes de TMS que, estatisticamente, parecem não estar propensos a ter doença arterial coronariana. Se têm consciência de que estão zangados a maior parte do tempo, já posicionam-se à frente no jogo, porque estão conscientes. Se estão realmente preocupados com essa tendência, estou preparado para apresentá-los a um psicoterapeuta que os ajudará a compreender por que se comportam assim. Em minha experiência, a tomada de consciência é medicina bem-feita.

Uma coisa maravilhosa dessa história toda do tipo A é que convenceu alguns integrantes da comunidade médica de que o que está acontecendo na mente pode ser de grande importância para o que está acontecendo no corpo — pelo menos no que diz respeito à doença arterial coronariana.

Endurecimento das artérias, aterosclerose, depósito de placas ateroscleróticas — tudo isso significa a mesma coisa. Uma vez que o que estreita as artérias coronárias são as placas ateroscleróticas e uma vez que foi estabelecida uma relação entre emoções e doença arterial coronariana, somos tentados a teorizar sobre o endurecimento das artérias em geral. A *aterosclerose* refere-se à deposição dessas placas duras no interior dos vasos sanguíneos, que pode retardar o fluxo sanguíneo ou ser a base de coágulos sanguíneos que bloqueiam a artéria. À luz do trabalho dos doutores Friedman e Rosenman, é difícil escapar à conclusão de que as emoções podem desempenhar um papel no endurecimento das artérias onde quer que ocorra, embora esteja claro que genética (é bom ter os pais certos), pressão arterial, dieta, peso e exercício físico exercem grande influência.

Um relatório importante foi publicado na prestigiosa revista britânica *The Lancet* em julho de 1990.[8] Uma grande equipe liderada pelo doutor Dean Ornish, da UCSF School of Medicine, em São Francisco, na Califórnia (Estados Unidos), realizou um estudo randomizado e controlado no qual se demonstrou que as mudanças no estilo de vida (praticadas por um ano) poderiam de fato reverter o processo de aterosclerose (endurecimento) em artérias coronarianas. Os pacientes do grupo experimental passaram a ter uma dieta vegetariana de baixo teor de gordura e de colesterol; participaram de atividades de controle de estresse, como meditação, relaxamento, técnica de imagem guiada, técnicas de respiração e exercícios de alongamento; e fizeram regularmente exercício aeróbico moderado. Além disso, houve discussões em

---

8. D. Ornish et al., "Can lifestyle changes reverse coronary heart disease? The lifestyle heart trial", *The Lancet*, vol. 336, n. 8.708, p. 129-133, jul. 1990. (N. A.)

grupo duas vezes por semana para fornecer apoio social e reforçar a adesão ao programa de mudança de estilo de vida. O grupo de controle (não experimental) dos pacientes mostrou um aumento na aterosclerose coronariana. Com a diminuição do bloqueio das artérias coronárias, os pacientes experimentais também experimentaram uma redução na frequência, na duração e na gravidade da angina (dor no peito), enquanto o grupo de controle teve um aumento dos casos de angina durante esse período de um ano.

Esse relatório obviamente importante mostra o que há muito se suspeita: não se trata apenas de dieta, exercício e outros fatores puramente físicos que determinam se haverá ou não endurecimento das artérias; os fatores psicossociais também participam dessa condição. Eu prevejo que experimentos posteriores identificarão o estado emocional da pessoa como sendo a variável mais importante e que somente a psicoterapia intensiva demonstrará uma reversão também intensiva da aterosclerose.

Palpitação cardíaca, para o leigo, geralmente significa um ritmo cardíaco muito rápido. O termo médico para isso é *taquicardia*, com taxas de 130 a 200 batimentos por minuto. A forma mais comum é a taquicardia paroxística supraventricular (TPSV), e, na minha experiência, costuma ser induzida por fatores emocionais. Independentemente disso, deve sempre ser tratada por um médico, clínico geral ou cardiologista. O ideal é que a fonte emocional da crise seja analisada.

Irregularidade do ritmo cardíaco também é chamada *palpitação*. Eu tive isso de maneira intermitente durante toda a minha vida e, repito, tratava-se do resultado claro de questões emocionais. Esse problema também deve ser investigado e controlado pelo seu médico, para garantir que não seja o resultado de uma anormalidade cardíaca. Geralmente aceita-se que essa condição é mediada pelo sistema nervoso autônomo.

Por fim, um distúrbio conhecido como *prolapso da válvula mitral* (sopro no coração) é uma anormalidade muito comum em um dos folhetos de uma válvula cardíaca. O folheto torna-se "flexível" e não funciona normalmente, de modo que um murmúrio pode ser ouvido com frequência. Parece assustador, mas é bem comum, ocorre mais em mulheres que em homens e parece não estar associado a incapacidade funcional. Eu tenho sopro no coração há anos e continuo muito ativo, fazendo atividades aeróbicas vigorosas regularmente.

É intrigante o fato de que alguns médicos consideram esse distúrbio de origem psicogênica — isto é, induzido pela ansiedade. E há evidências consideráveis na literatura médica de que está relacionado à atividade autônoma anormal (editorial na revista *The Lancet*, de 3 de outubro de 1987, intitulado "Autonomic function in mitral valve prolapse").[9]

Na edição de julho de 1989 do periódico *Archives of Physical Medicine and Rehabilitation*,[10] foi publicado um artigo relatando um estudo em que 75% de um grupo de pacientes com fibromialgia tinham prolapso de válvula mitral, uma incidência maior desse distúrbio que na população geral. Como afirmei, acredito que a fibromialgia seja uma das formas da TMS.

Como a TMS e o prolapso da válvula mitral são induzidos pela atividade autônoma anormal e a TMS é claramente resultado de fatores emocionais, é tentador incluir o prolapso da válvula mitral nessa lista de distúrbios físicos que têm sua gênese no campo das emoções. Usando a mim mesmo como exemplo, já tive TMS, sintomas gastrointestinais, enxaqueca, rinite alérgica, condições dermatológicas e prolapso da válvula mitral, e atendendo a um grande número de pacientes com TMS, é possível sugerir que a raiz de todas essas condições é a mesma: emoções reprimidas e indesejáveis.

Preciso repetir um ponto muito importante: a ideia de que as emoções podem estimular mudanças fisiológicas é inconcebível para a maioria dos médicos, que, desse modo, estão afastados da possibilidade de compreender um grande número de males que assolam os seres humanos. TMS e prolapso da válvula mitral certamente se enquadram nesse grupo.

Em resumo, cinco distúrbios cardiovasculares provavelmente relacionados às emoções foram brevemente descritos aqui. É muito interessante que três desses cinco — hipertensão, palpitações e prolapso da válvula mitral — sejam mediados pelo sistema nervoso autônomo.

---

9. "Autonomic function in mitral valve prolapse" [Função autônoma no prolapso da válvula mitral], *The Lancet*, vol. 330, p. 773-774, out. 1987. (N. A.)

10. *Archives of Physical Medicine and Rehabilitation*, vol. 70, n. 7, p. 541-543, jul. 1989. (N. A.)

Mente e sistema imunológico

É inspirador e irresistível contemplar a complexidade da biologia animal. Imaginar como algo tão complicado como nós acabou se tornando o que somos é impossível. Não é de admirar que levamos milhões de anos para evoluir.

O sistema imunológico é uma maravilha de complexidade e eficiência. Ele é projetado para nos proteger de invasores estrangeiros de todos os tipos, dentre os quais os mais importantes são os agentes infecciosos, e de inimigos perigosos que são gerados internamente, como o câncer. É composto de uma variedade de estratégias de defesa: pode gerar substâncias químicas para matar invasores, pode mobilizar exércitos de células para engoli-los e tem um sistema elaborado pelo qual pode reconhecer milhares de substâncias estranhas a nosso corpo para depois neutralizá-las.

Por anos, os imunologistas acreditavam que esse sistema era autônomo, embora, ao longo do caminho, tenham surgido histórias desconcertantes de pacientes que sugeriam que a mente poderia ter algo a ver com o funcionamento do sistema imunológico. Na maior parte das vezes, essas histórias foram desconsideradas pelos especialistas, mas agora há evidências concretas, que não podem ser ignoradas, de que o cérebro está envolvido nesse sistema.

Robert Ader, um psicólogo pesquisador da University of Rochester, em Nova York (Estados Unidos), envolveu-se em um experimento no qual tentava condicionar ratos a não gostar de água adoçada com sacarina. Isso foi semelhante ao experimento clássico de Pavlov, no qual condicionou cães a salivar ao som de um sino. A fim de desenvolver uma aversão à sacarina, o doutor Ader injetou nos ratos uma substância química que os tornava nauseados, de modo que os animais associavam água doce a náusea. O que ele só percebeu mais tarde foi que a substância química que injetou, a ciclofosfamida, também suprimiu o sistema imunológico dos ratos, de modo que estavam morrendo misteriosamente. Porém, o mais surpreendente foi que, depois, bastava ele alimentar os ratos com água açucarada com sacarina para que o sistema imunológico dos animais fosse suprimido, mesmo que não tivessem recebido a injeção do composto químico, isso porque os ratos aprenderam (foram condicionados) a associar água doce com a substância química que produz náusea. A partir de então, o simples ato de alimentá-los com sacarina poderia causar a supressão do sistema imunológico. Essa foi uma descoberta marcante, pois demonstrou que um fenômeno cerebral, nesse caso a aversão a um paladar, poderia controlar o sistema imunológico. Não é de admirar, portanto, que as pessoas com TMS possam sentir dor sob circunstâncias bem estranhas, como quando estão deitadas quietinhas de barriga para baixo. Disseram a elas que se deitar de barriga para baixo é ruim para as costas, então se tornam condicionadas a ter aversão a essa postura e, naturalmente, sentirão dor. Como afirmado anteriormente, o cérebro pode influenciar qualquer órgão ou sistema do corpo. No caso dos ratos do doutor Ader, era o sistema imunológico; com a TMS, é o sistema autônomo.

Outra coisa observada pelo doutor Ader e seus colegas de pesquisa foi que os ratos que tinham doenças autoimunes apresentaram melhora durante esses experimentos. Isso se dá porque esse grupo de distúrbios ocorre quando o sistema imunológico ativa o corpo e produz substâncias prejudiciais a alguns tecidos do próprio corpo (artrite reumatoide, diabetes, lúpus eritematoso e esclerose múltipla são exemplos de doenças autoimunes). Isso significa que qualquer coisa que suprima o sistema imunológico permite que esses distúrbios melhorem, que foi o que aconteceu quando ratos que tinham doenças autoimunes foram alimentados com água com sacarina.

As implicações disso para a saúde e a doença humana são enormes, uma vez que os distúrbios autoimunes estão entre os mais problemáticos e mal compreendidos de todas as categorias de doenças. Essas experiências sugerem que o cérebro pode desempenhar um papel no tratamento dessas condições. Além disso, sugere-me que as emoções podem desempenhar um papel em sua *causa*.

Em seu famoso livro *Anatomy of an illness: as perceived by the pacient*, Norman Cousins[11] descreveu como superou um desses distúrbios autoimunes — espondilite anquilosante (uma forma de artrite reumatoide) — reconhecendo que foi induzida emocionalmente e introduzindo um tipo

---

11. N. Cousins, *Anatomy of an illness: as perceived by the pacient* [A anatomia de uma doença: a percepção do paciente], Nova York, Bantam Books, 1981. (N. A.)

de terapia de humor combinada com vitamina C. Baseado em minha experiência com a TMS, estou inclinado a pensar que foi seu reconhecimento do papel das emoções em causar a doença que o levou à cura. É possível que, assim como na TMS, a doença tenha o papel de desviar a atenção do mundo das emoções e que perca seu propósito e cesse, quando a pessoa reconhece o que está acontecendo e volta sua atenção para as emoções.

Aqueles entre nós que acreditam que o sistema imunológico é fortemente influenciado pelas emoções estão em dívida com o doutor Ader, por ter demonstrado em laboratório que isso é uma realidade. Ele não está sozinho; outros cientistas demonstraram conexões igualmente dramáticas entre corpo e mente.

Um relatório que me impressionou em particular apareceu na prestigiosa revista *Science*, em abril de 1982, assinado pelos autores Visintainer, Volpicelli e Seligman.[12] Eles descreveram um grupo de ratos, todos sofrendo do mesmo tipo de câncer, que foram expostos a um choque elétrico incômodo sob duas condições experimentais diferentes: um grupo poderia escapar do choque, o outro precisava suportá-lo até que parasse. Os dois grupos receberam exatamente a mesma dose de choque; a capacidade de escapar foi a única diferença. Segundo os autores:

> [...] ratos que recebiam o choque inevitável tinham apenas metade da probabilidade de rejeitar o tumor e duas vezes mais probabilidade de morrer que os ratos que recebiam o choque evitável ou que não recebiam choque algum. Apenas 27% dos ratos que receberam o choque inevitável rejeitaram o tumor, em comparação com 63% dos ratos que receberam o choque evitável e 54% dos ratos que não receberam nenhum choque.[13]

A implicação clara desse estudo foi que o sistema imunológico dos ratos que sofreram mais estresse emocional era menos eficiente, já que é a eficácia do sistema imunológico que determina se um câncer será

---

12. M. A. Visintainer, J. R. Volpicelli e M. E. Seligman, "Tumor rejection in rats after inescapable or escapable shock", *Science*, vol. 216, n. 4.544, p. 437-439, abr. 1982. (N. A.)
13. Ibidem. (N. A.) [Tradução nossa. (N. E.)]

eliminado ou não. Se foi assim com ratos, imagine quão mais importante as emoções devem ser nos seres humanos.

Câncer e sistema imunológico

Já que o assunto das emoções e do câncer foi introduzido, vamos prosseguir. Embora ainda não esteja sob investigação intensiva pela medicina convencional, tem havido muitas observações de que os fatores psicológicos e sociais podem desempenhar um papel na causa e na cura do câncer.

Um deles foi relatado por Kenneth Pelletier, que na época era membro do corpo docente da UCSF School of Medicine. Ele estava interessado nas "curas milagrosas de câncer" que ocorreram em sete pessoas na região de São Francisco e se perguntou se havia algo em comum entre esses casos. Pelletier fez uma descoberta: as sete pessoas tinham se transformado em mais extrovertidas, tinham se voltado mais para sua comunidade, tornaram-se interessadas em coisas para além de si mesmas; as sete tentaram mudar suas vidas para que houvesse mais tempo para atividades prazerosas; as sete se tornaram religiosas, de formas diferentes, mas todas miraram algo maior que elas mesmas; cada uma passava um tempo meditando diariamente, sentando-se em silêncio e contemplando ou orando; todas começaram um programa de exercícios físicos e mudaram suas dietas para reduzir o consumo de carne vermelha e aumentar o de vegetais. Certamente, parece que fatores sociais e emocionais desempenharam um papel nessas "curas milagrosas".

Pelletier é autor de um conhecido livro sobre a conexão corpo e mente: *Mind as healer, mind as slayer*.[14]

Para os interessados, há um livro de O. Carl Simonton, Stephanie Matthews-Simonton e James Creighton chamado *Getting well again*,[15] que descreve a técnica terapêutica dos Simontons para o tratamento do câncer. Trata-se de uma abordagem psicológica em que procuram compreender seus pacientes e encontrar meios de mudar atitudes e conceitos, que acreditam ser importantes para o resultado.

---

14. K. Pelletier, *Mind as healer, mind as slayer* [Mente para curar, mente para matar], Nova York, Delacorte, 1977. (N. A.)
15. O. C. Simonton, S. Matthews-Simonton e J. Creighton, *Getting well again*, Nova York, J. P. Tarcher, 1978. (N. A.) [No Brasil, o livro foi lançado com o título *Com a vida de novo: uma abordagem de autoajuda para pacientes com câncer* (São Paulo, Summus, 1987). (N. E.)]

Um livro sobre esse assunto que foi muito popular na época de seu lançamento é *Love, medicine, and miracles*, de Bernie Siegel, da Universidade de Yale.[16] O doutor Siegel iniciou sua carreira como cirurgião, tomou conhecimento das dimensões sociais e psicológicas do câncer e começou a trabalhar com os pacientes com base nesse conceito. Seu livro é bastante inspirador e, por causa de sua popularidade, introduziu a muitas pessoas a ideia de que a mente pode ser mobilizada para combater o câncer.

Pode haver algum motivo de preocupação com a natureza do trabalho do doutor Siegel, no entanto, em razão de sua falta de especificidade psicológica e fisiológica. Ele não apresenta um modelo teórico de como as emoções desempenham um papel na causa e na cura do câncer nem onde seu trabalho se encaixa nesse modelo. Na falta disso, seu trabalho não teve tanto impacto na comunidade tradicional de pesquisa médica.

É uma pena, pois existe grande necessidade de uma definição mais precisa de *quais* fatores sociais e psicológicos estão contribuindo para o desenvolvimento de *quais* doenças e de que modo isso ocorre. Reconhecendo o importante papel das emoções na saúde e na doença, a medicina precisa reexaminar seus conceitos do que causa doenças. A tentativa de preencher essa lacuna misteriosa entre emoção e fisiologia exigirá a atuação das melhores mentes da medicina experimental e o tipo de interesse e compromisso que a medicina, atualmente, concede a coisas como pesquisa genética ou quimioterapia contra o câncer.

Entretanto, não conseguiremos conquistar profissionais nem esse tipo de compromisso se colocarmos "o poder do amor" em um contexto médico sem estudar cuidadosamente seus efeitos psicológicos e fisiológicos específicos. Se isso não for realizado, como seremos capazes de fazer qualquer distinção entre Bernie Siegel, Norman Vincent Peale e Mary Baker Eddy?[17]

---

16. B. Siegel, *Love, medicine, and miracles*, Nova York, Harper & Row, 1986. (N. A.) [No Brasil, o livro foi lançado com o título *Amor, medicina e milagres* (Rio de Janeiro, Best-Seller, 1989). (N. E.)]

17. Norman Vincent Peale (1898-1993) foi um religioso americano que disseminou o conceito de pensamento positivo por meio de seu famoso livro *O poder do pensamento positivo* (São Paulo, Cultrix, 2016). Mary Baker Eddy (1821-1910) foi uma religiosa americana, criadora do movimento Ciência Cristã e autora do livro *Ciência e saúde como a chave das escrituras* (Boston, Christian Science Board of Directors, 2014). (N. T.)

Pondo de lado essas considerações, médicos como Siegel, Simonton, Pelletier e Locke (e vários outros que não mencionei) são pioneiros, e o que têm para ensinar é de enorme importância para o futuro da medicina.

Sistema imunológico e doenças infecciosas

Aqui, mais uma vez, há uma longa história de tomada de consciência de que as emoções têm algo a ver com nossa suscetibilidade ou capacidade de combater infecções, porém nenhuma delas é aceita amplamente pelos médicos e raramente alguma é aplicada na prática diária. Resfriados frequentes e infecções geniturinárias estão entre os casos mais comuns, mas é provável que fatores psicológicos desempenhem algum papel em todos os processos infecciosos.

Assim como acontece com o câncer, o que está em pauta é a eficiência do sistema imunológico em sua função de erradicar o agente infeccioso. Emoções estressantes podem reduzir essa eficácia e permitir que a infecção se desenvolva, mas existem amplas evidências de que as pessoas têm capacidade de aperfeiçoar a eficiência imunológica melhorando seus estados emocionais ou empregando outras técnicas, como ilustra a história a seguir.

O artigo de capa do *Washington Post Health Journal*, de janeiro de 1985, foi um texto escrito por Sally Squires intitulado "The mind fights back".[18] Squires descreveu um estudo realizado por uma equipe de imunologistas e psiquiatras da University of Arkansas for Medical Sciences (Estados Unidos) em que uma mulher descrita como "meditadora dedicada" e particularmente sintonizada com as respostas de seu corpo foi escolhida para participar de um interessante experimento.

O vírus da catapora foi injetado no antebraço dela. Por ela ter sido previamente exposta ao vírus, desenvolveu a costumeira reação imune positiva, uma protuberância de cerca de meia polegada de diâmetro, que em poucos dias desapareceu. Para confirmar que uma reação imunológica estava acontecendo, foi feito um exame de sangue que demonstrou que seus glóbulos brancos estavam ativamente combatendo a infecção.

---

18. S. Squires, "The mind fights back" [A mente entra em combate], *Washington Post Health Journal*, 9 jan. 1985. (N. A.)

Depois de repetir o procedimento duas vezes com a mesma reação, ela foi instruída a tentar parar a reação normal do corpo, o que fez em sua meditação diária, e, por três semanas seguidas, a protuberância foi ficando cada vez menor. Então ela foi convidada a parar de interferir na reação imunológica normal e, nas três últimas injeções do vírus, voltou a ter a protuberância normal.

Aqui estava uma demonstração clara de como a mente pode alterar uma reação corporal se for ensinada a fazê-lo. Os médicos envolvidos no estudo ficaram tão impressionados que repetiram o experimento inteiro nove meses depois e obtiveram os mesmos resultados.

A pesquisa médica convencional dificilmente pode encontrar falhas nesse experimento. Foi uma demonstração impressionante do chamado poder da mente — nesse caso aplicado ao funcionamento do sistema imunológico.

O tratamento da TMS descreve um fenômeno similar, no qual o conhecimento adquirido tem a capacidade de interferir com uma reação física indesejável: a dor da TMS.

Sistema imunológico superativo: alergias

Embora a ideia seja controversa, sou da opinião, com base na experiência com pacientes que tiveram tanto TMS como rinite alérgica, que algumas das alergias comuns da vida adulta são equivalentes à TMS — isto é, são causadas por fatores emocionais. Quando isso é discutido, as pessoas invariavelmente dizem: "Ah, mas a rinite alérgica é causada por coisas como pólen, poeira e mofo; como você pode dizer que é por causa tensão?". Se dez pessoas estiverem em um campo de pólen de gramíneas, nem todas começarão a espirrar, apenas as alérgicas. Qual é a diferença entre as pessoas não alérgicas e alérgicas? O sistema imunológico de quem tem alergia se tornou superativo sob a influência da tensão, dos sentimentos reprimidos de que falamos. Isso foi demonstrado, não ocasional, mas repetidamente, em pacientes com TMS que foram informados no curso de sua experiência de aprendizado de que a rinite alérgica é equivalente à TMS e, portanto, pode ser eliminada da mesma maneira. E é o que eles fazem.

O senhor G. relatou, em um dos encontros de pequenos grupos, que sofreu com rinite alérgica durante dezessete anos — mas não naquele ano! Ele levou a sério o que ouviu e, milagrosamente, não teve nenhuma crise no período.

Faz anos que sou alérgico ao que quer que seja que os gatos transpiram (costumávamos achar que eram os *pelos*, mas agora dizem que pode ser algo na saliva que seca no pelo meticulosamente lambido e que, depois, sai flutuando pelo ar). Se entro em uma casa e não sei que um gato mora lá, meus olhos começam a coçar. Eu costumo começar a esfregá-los sem nem pensar no assunto. Então, o gatinho entra na sala e eu digo: "Ah, agora sei o motivo da coceira nos olhos", e eles param de coçar. Isso acontece porque eu sei que a rinite e a conjuntivite alérgicas são dois dos repertórios de tensão da minha mente, e, como declarado no capítulo 4, sobre tratamento, reconhecer essas condições pelo que são as invalida e faz os sintomas cessarem.

A maior parte da comunidade médica rejeita a ideia de que as emoções têm algo a ver com alergias. Mas esses dois exemplos não podem ser explicados de outra maneira. Mostram que algo está em ação além de um sistema imunológico autônomo que reage às substâncias inaladas; de outro modo, como seria possível interromper os sintomas simplesmente pensando? Claramente, está em ação aqui a mesma dinâmica mental-emocional daquelas descritas no capítulo de tratamento.

Eu não tenho evidências de que essa "terapia do conhecimento" funcionará com qualquer uma das outras alergias comuns, por isso não direi nada sobre elas exceto que, se eu tivesse uma, certamente me concentraria em fatores emocionais de minha vida.

A propósito: reconhecer o papel das emoções não exclui o uso do tratamento médico convencional.

Mente e sistema gastrointestinal

Essa é a única área em que há tradição em reconhecer o papel dos fatores emocionais, tanto entre médicos como entre leigos. No entanto, enquanto a maioria das pessoas ainda diz que as úlceras são causadas pela tensão, os médicos estão se esforçando muito para provar que não são. Observe qualquer revista médica especializada em distúrbios do sistema gastrointestinal (por exemplo, a britânica *Gut*) e encontrará muitos artigos sugerindo uma variedade de causas puramente "físicas", com apenas uma menção a emoções. Isso está de acordo com a tendência já mencionada de se concentrar cada vez mais na física e na química das doenças.

No decorrer de meu trabalho com TMS ao longo de décadas, tenho visto uma correlação consistente entre essa síndrome e condições gastrointestinais. Meus pacientes geralmente têm histórico de azia, hérnia de hiato (que parece fazer parte da síndrome da úlcera), úlcera gástrica, síndrome do intestino irritável, cólon espástico, constipação ou gases, para citar os mais comuns.

São problemas que costumavam ter antes de sentirem a dor. Assim como na TMS, são o resultado do que chamei de função autônoma anormal, estimulada, a meu ver, pelos mesmos fatores emocionais responsáveis pela TMS. Eram menos comuns na década de 1980 do que trinta ou quarenta anos antes, mas isso porque a TMS se tornou a defesa física preferida contra ansiedade e raiva. Outra razão provável é o advento de excelentes medicamentos antiúlcera. Como os remédios conseguem eliminar os sintomas, não há mais nada que chame a atenção da pessoa, que é todo o propósito de um processo psicofisiológico, então o cérebro escolhe outra maneira de fazer isso, como a TMS. Esse declínio na incidência foi documentado na literatura médica.

A evidência mais marcante de que essas condições gastrointestinais estão relacionadas às emoções e podem ser atacadas da mesma forma que a TMS é a história, descrita anteriormente neste capítulo, do homem que acompanhou a esposa às palestras e teve alívio de seus sintomas estomacais ao aprender como a mente afeta o corpo.

Mente e dor de cabeça

Dor de cabeça persistente ou recorrente deve sempre ser investigada por um médico. Embora seja raro, pode ser um sinal de algo mais sério, como um tumor.

Não pretendo fazer uma revisão exaustiva do tema da cefaleia aqui, mas simplesmente direi que, em minha experiência, a maior parte das dores de cabeça é causada por tensão, o que faz dela uma parente próxima da TMS. Suspeito que o mecanismo seja exatamente o mesmo, com constrição de pequenos vasos sanguíneos que irrigam os músculos do couro cabeludo. Assim como na TMS, a causa básica é a tensão, como a definimos, e existe uma grande variedade de padrões e graus de severidade.

As cefaleias que envolvem a parte de trás da cabeça estão claramente relacionadas aos músculos posteriores do pescoço que fazem parte da TMS. Alguns pacientes relatam dor em toda a cabeça; outros, na região frontal. Uma queixa comum é de dor severa "atrás dos olhos". Quando são unilaterais (envolvendo apenas um lado), severas e acompanhadas de náusea, as pessoas tendem a chamá-las de enxaqueca. A cefaleia tensional pode ser tão incapacitante quanto a pior dor no pescoço, nos ombros ou nas costas.

A enxaqueca parece ter a mesma causa psicológica subjacente que a cefaleia tensional, mas tem uma fisiologia diferente. Eu tive enxaquecas por vários anos e posso falar com a autoridade do sofredor. O que as distingue da cefaleia tensional é algum tipo de fenômeno neurológico, geralmente visual, precedendo o início da dor de cabeça. Eu tinha uma linha irregular e curva que ocupava várias partes de meu campo visual. Parecia vidro rachado e "cintilava" — isto é, parecia piscar muito depressa. Por alguma razão, são chamadas "luzes". Elas geralmente começam com um pequeno ponto que obscurece uma parte do campo visual e, em minutos, evolui para o padrão completo descrito anteriormente. O fenômeno durava cerca de quinze minutos, gradualmente desvanecia-se e era seguido de dor de cabeça, que podia tornar-se muito grave.

Um aspecto um pouco assustador sobre a enxaqueca é que está bem estabelecido que se dá pela constrição de um vaso sanguíneo dentro do cérebro. Certa vez, tive uma crise durante a qual meu discurso foi incoerente por cerca de uma hora — isso é chamado *afasia* e é resultado da constrição temporária de uma artéria vital na área da fala do cérebro. A boa notícia sobre a enxaqueca é que também se equivale à TMS e pode ser interrompida exatamente da mesma maneira, pelo menos em minha experiência. Aconteceu comigo anos antes de eu saber da existência da TMS. Eu era um jovem médico, com enxaquecas ocasionais, quando conversei com um médico mais experiente que contou ter lido em algum lugar que a enxaqueca poderia ser causada por raiva reprimida. Quando tive um novo episódio das "luzes", o que significava que tinha cerca de quinze minutos para pensar, tentei descobrir com o que poderia estar zangado, mas não achei resposta. No entanto, para meu espanto, não tive dor de cabeça — e, desde então, nunca mais tive outra crise de cefaleia, embora continue recebendo as "luzes" algumas vezes por ano.

Em retrospecto, sei muito bem por que estava tendo enxaquecas naquela época e o que estava reprimindo. Agora, quando recebo o sinal de alerta, geralmente consigo entender com o que estou zangado e nunca deixo de ficar impressionado com o fato de que, não importa quantas vezes eu reconheça que reprimi a raiva, farei isso de novo, pois aparentemente isso faz parte da minha natureza, do jeito que me desenvolvi psicologicamente. Entretanto, veja quão poderoso pode ser o conhecimento: ao reconhecer o que estava fazendo, consegui interromper uma reação física muito desagradável. Também é possível fazer isso com a TMS.

Mente e pele: acne e verrugas

Parece haver uma conexão próxima entre esses distúrbios da pele e as emoções. Como acontece com praticamente todos esses processos corpo-mente, não há prova laboratorial do papel que as emoções assumem na origem deles, mas certamente há uma montanha de evidências clínicas. A acne é uma das "outras coisas" comuns que as pessoas com TMS tiveram ou continuam a ter enquanto sofrem com problemas nas costas.

Então, temos a história do homem que desenvolveu uma erupção cutânea sob sua aliança de casamento que desapareceu assim que se separou da esposa. Outros anéis de ouro não produziram erupção similar.

Tem sido sugerido que outras doenças de pele, como eczema e psoríase, estão relacionadas às emoções. Estou inclinado a concordar, mas não tenho qualquer tipo de prova.

O curandeiro

Evidências do poder da mente estão ao nosso redor. A reação placebo é onipresente. A maioria dos médicos deve parte de seu sucesso a esse fenômeno, e alguns não teriam sucesso se não fosse pelo efeito placebo.

Anos atrás, encontrei um maravilhoso exemplo de interação corpo e mente em um artigo de Louis C. Whiton, na edição de agosto-setembro de 1971 da revista *Natural History*, intitulado "Under the power of the

Gran Gadu".[19] Havia anos que o doutor Whiton vinha realizando estudos antropológicos no Suriname, na América do Sul, e estava particularmente interessado nas cerimônias, rituais e tratamentos de curandeiros tribais de um grupo de pessoas que viviam na selva conhecidas como Maroons. O doutor Whiton sofria há dois anos de uma condição dolorosa no quadril direito atribuída a bursite trocantérica (ver página 122), que tinha sido resistente a todos os tratamentos. Acompanhado por seu médico pessoal, cinco amigos e o editor de um jornal do Suriname, ele viajou quarenta quilômetros floresta adentro, saindo de Paramaribo, capital do país, para ser tratado por um renomado curandeiro chamado Raineh. No artigo do doutor Whiton, havia uma foto de Raineh, que era um homem de aparência bem impressionante.

Descrita detalhadamente pelo doutor Whiton, a cerimônia começou à meia-noite e durou quatro horas e meia. Havia muitos passos: o paciente tinha de ser protegido dos maus espíritos, sua alma devia ser interrogada sobre sua vida passada, os deuses locais beneficentes eram atraídos, era necessário "tirar a bruxa" do corpo do paciente e transferi-la para a do feiticeiro. Foi nesse ponto que o doutor Whiton se levantou do chão e descobriu que sua dor havia desaparecido. A cerimônia prosseguiu, transferindo a "bruxa" do corpo do curandeiro para o de uma galinha, e Raineh então concluiu com encantamentos e outros procedimentos para impedir que o "mal" entrasse novamente no corpo do paciente.

O doutor Whiton estava, sem dúvida, disposto a ter uma experiência terapêutica bem-sucedida, pois tinha confiança no poder da mente para curar o corpo. No entanto, essa predisposição não tinha valor para ele aqui nos Estados Unidos. Precisava de um curandeiro de grande poder e importância — e o encontrou na floresta do Suriname.

Eu não prescrevo curas placebos, pois, como já disse antes, geralmente são temporárias. Mas resolvi contar essa história porque é outro exemplo do que a mente é capaz de fazer.

---

19. L. C. Whiton, "Under the power of the Gran Gadu" [Sob o poder do Gran Gadu], *Natural History*, vol. 80, n. 7, p. 14-22, ago./set. 1971. (N. A.)

Doutor H. K. Beecher

H. K. Beecher é o nome de um dos primeiros estudantes sérios de dor nos Estados Unidos. Em 1946, publicou um artigo no *Annals of Surgery* intitulado "Pain in men wounded in battle".[20] Durante anos, o artigo foi amplamente citado por causa de sua observação interessante. Contudo, o doutor Beecher vem entrando na obscuridade, pois o que tinha a dizer não é mais aceitável para estudantes de dor.

O doutor Beecher questionou 215 soldados gravemente feridos em vários locais do território europeu durante a Segunda Guerra Mundial (1939-1945), pouco depois de terem sido feridos, e descobriu que 75% deles sentiam tão pouca dor que não precisavam de morfina. Refletindo que a emoção forte pode bloquear a dor, o doutor Beecher continuou a especular:

> Nesse contexto, é importante considerar a posição do soldado: sua ferida de repente o libera de um ambiente extremamente perigoso, cheio de fadiga, desconforto, ansiedade, medo e perigo real da morte, e lhe dá uma saída para a segurança do hospital. Seus problemas acabaram ou pelo menos é o que ele acha.[21]

Essa observação é reforçada pelo relato de um cirurgião geral dos Estados Unidos durante a Segunda Guerra Mundial que consta no livro de Martin Gilbert chamado *The Second World War: a complete history*.[22] Para evitar colapsos psiquiátricos, soldados de infantaria tinham de ser dispensados do dever de vez em quando. O relatório dizia: "Um ferimento não é considerado um infortúnio, mas uma bênção".[23]

Eis mais uma maneira pela qual a mente pode modificar ou eliminar a dor. Bom humor, uma atitude alegre, um estado emocional positivo

---

20. H. K. Beecher, "Pain in men wounded in battle" [Dor em homens feridos em batalha], *Annals of Surgery*, vol. 123, n. 1, p. 96-105, jan. 1946. (N. A.)
21. Ibidem, p. 99. (N. A.) [Tradução nossa. (N. E.)]
22. M. Gilbert, *The Second World War: a complete history*, Nova York, Henry Holt, 1989. (N. A.) [No Brasil, o livro foi lançado com o título *A Segunda Guerra Mundial: os 2.174 dias que mudaram o mundo* (Rio de Janeiro, Casa da Palavra, 2014). (N. E.)]
23. Ibidem. (N. A.) [Tradução nossa. (N. E.)]

têm a capacidade evidente de bloquear ou prevenir a dor. Como isso funciona exatamente, não se sabe.

Contudo, sabemos, em parte, como funciona o processo terapêutico no caso da TMS. O conhecimento do que o cérebro faz torna o processo despropositado, os estímulos autônomos anormais cessam, bem como a dor. O que ainda devemos descobrir e, provavelmente, está além de nossos horizontes mentais neste momento, é como fenômenos emocionais podem estimular fenômenos fisiológicos. O que fazem é inquestionável, mas, por enquanto, talvez tenhamos de nos contentar com a observação de Benjamin Franklin: "Não é muito importante para nós conhecer a maneira pela qual a natureza executa suas leis: basta conhecer as leis em si".

APÊNDICE – CARTAS DE PACIENTES

Muitos pacientes já me escreveram relatando suas experiências com a TMS e os resultados conquistados com meu livro.
Vou deixar os relatos falarem por si...

> *Caro doutor Sarno,*
> Esta carta é uma continuação daquela que enviei a você antes, por volta do começo de julho de 1987 [...]. Fico feliz em informar que meu problema nas costas era TMS e que consegui me livrar de cerca de 95% da dor. De vez em quando, percebo um pouco de dor, mas, depois de tirar as causas do estresse da minha mente (não necessariamente fora da minha vida!), fiz grandes progressos. Meu maior problema era a incapacidade de sentar, o que era muito difícil, pois trabalho em escritório. Durante meses, usei uma cadeira projetada para lançar a maior parte do peso sobre os joelhos, mas agora posso sentar em cadeiras normais por longos períodos sem nem me *lembrar* das minhas costas!

> *Caro doutor Sarno,*
> Sua carta [...] finalmente chegou até mim [...] onde tenho estado nas últimas três semanas, cuidando da minha mãe doente. Esse foi certamente um teste para saber se minhas costas voltariam a doer! [...] Sei que minhas costas não doem, exceto pelo cansaço de cuidar de uma pessoa idosa constantemente, tomando a decisão de colocá-la em uma "casa de repouso" [...] onde meu irmão mora e, depois, indo à casa dela, passando uma semana empacotando tudo para colocar a casa à venda. Certamente uma causa de estresse!

De qualquer forma, a boa notícia é que *não* permiti que essa situação me estressasse [...]. Sei que, depois de voltar para casa [...] e com alguns dias de descanso, ficarei bem.

[...] Acho que sua teoria da TMS é correta e quero que o máximo de pessoas possível se beneficie de sua pesquisa [...].

Doutor Sarno,
[...] Minha dor nas costas começou na região lombar quando eu tinha vinte e poucos anos (agora tenho 34 anos). No momento em que completei 30 anos, minha dor se espalhou pelas minhas costas, pelo meu pescoço e pelos meus ombros. A dor era crônica e muitas vezes debilitante. Depois de sessões inúteis com um médico e, em seguida, com um neurologista, passei para a quiroprática por recomendação de um amigo. Após dois anos e meio de "ajustes" feitos de uma a três vezes por semana, minha dor foi reduzida e controlada, mas não curada de modo permanente. Como oficial da marinha, tenho deveres no exterior ou possivelmente deveres marítimos em um futuro não tão distante, e sabia que minha dependência da quiroprática teria de acabar se eu quisesse prosseguir com minha carreira naval. Eu estava imerso nesse dilema quando um amigo de um parente me indicou seu trabalho [...].

[...] Percebi que seu estereótipo de sofredor da TMS me descrevia perfeitamente. Além disso, sua explicação fisiológica completa da TMS fazia mais sentido para mim que tudo o que havia ouvido (de médicos) ou lido até então. Que alívio *enfim* encontrar alguém que não apenas entendesse o que eu estava vivendo como também oferecesse esperança baseada em raciocínio médico e experiência! Eu aceitei de imediato a TMS como meu diagnóstico. (Minha aceitação, provavelmente, foi acelerada por ter sabido que um veterano especialista em costas da marinha havia realizado, pouco antes, um exame detalhado de um conjunto completo de radiografias da minha coluna e do meu pescoço e concluiu que eu não tinha nenhum desalinhamento da coluna, discos anormais nem qualquer sinal de artrite.) Depois de mais duas leituras do seu livro, em cerca de dois meses minhas dores nas costas e no pescoço tinham praticamente desaparecido.

Algumas semanas depois, a dor retornou, mas eu simplesmente concentrei meus pensamentos no diagnóstico da TMS, e a dor desapareceu de novo após cerca de uma semana. Desde então, tive duas outras recaídas, mas o mesmo tipo de terapia do conhecimento rapidamente as desativa, e as recaídas têm tido duração progressivamente menor.

[...] Considero que minha TMS está sob controle. Sei que provavelmente nunca vai desaparecer por completo, mas me sinto confiante de que posso controlá-la sem depender de um quiroprático, de um médico ou de qualquer outra pessoa. Consegui voltar a curtir minha esposa e meus filhos pequenos, minha carreira naval está caminhando como deve, e tenho muita esperança quanto ao futuro [...].

Caro doutor Sarno,
[...] Em 1970, fui diagnosticado com um disco deslizado. Lidei muito bem com o problema até 1979, quando tive outra crise forte. Um segundo médico (eu me consultei com quatro naquele ano — dois disseram que havia um disco deslizado, dois disseram que não) disse-me que eu tinha duas vértebras muito juntas e isso causava um desequilíbrio muscular. Pratiquei exercícios religiosamente duas vezes por dia (desde então até a última primavera). Com isso, consegui sair da cama (passei muito tempo do ano de 1979 na cama), mas nunca me senti bem. Então, em 1986, piorei. A parte interna das minhas coxas tremia e doía muito. Eu estava ficando com medo. Temia a cirurgia nas costas, pois os resultados variam demais de pessoa para pessoa.

Depois de ler seu livro, comecei a ignorar a dor e, mais importante, parei de temê-la; agora faço o que quero. Ainda sinto algum desconforto, mas ignoro e ele vai embora.

Seu livro é maravilhoso. A síndrome na qual podemos entrar, o círculo vicioso da dor, o repouso no leito, mais dor, medo, medo, medo. Isso nos cerceia e é muito deprimente. Esperei alguns meses para ver se seu método realmente funcionaria a longo prazo. Está funcionando, por isso estou escrevendo a você para dizer: obrigado.

Caro doutor Sarno,

[...] Agora faz aproximadamente dezesseis meses desde que me recuperei do que foi diagnosticado como uma hérnia do disco L5, com dor no nervo ciático. Eu tinha me consultado com dois respeitados ortopedistas associados a uma [famosa] faculdade de medicina e também com um quiroprático antes de ler seu livro, e todos me asseguraram que os resultados da minha tomografia computadorizada e os sintomas clínicos confirmavam o diagnóstico. Fui obrigada a permanecer na cama, em repouso absoluto, por várias semanas, recebendo medicamentos anti-inflamatórios; disseram-me para esperar por uma recuperação incerta.

Por quase quatro meses vivi com considerável dor e terríveis limitações de mobilidade. Eu trabalho como psicóloga clínica e tive de me deitar nos atendimentos a meus pacientes. Dirigir era terrivelmente doloroso, e sentia que só conseguia caminhar distâncias curtas. Meu estilo de vida anterior, atlético e ativo, estava se tornando lembrança de um passado distante. Minha incapacitação se prolongava, e eu me preocupava com a possibilidade de uma cirurgia, cujo resultado era incerto.

Após a leitura inicial do seu livro, eu estava cética, embora não pudesse deixar de ficar empolgada. Apesar de meu treinamento como psicóloga, tinha aceitado sem questionar as explicações mecânicas da lesão no disco oferecidas pelos médicos ortopedistas. Tinha notado que minha dor piorava quando estava tensa, mas isso não alterava minha visão do meu "ferimento". Seu livro oferecia uma explicação alternativa e cientificamente plausível que eu podia considerar.

Ficou claro para mim que eu pensava em pouca coisa além das minhas dores nas costas e nas pernas, e que eu estava com um medo profundo de qualquer movimento que fazia. A ideia de ferir ainda mais minha coluna não me deixava. Ao ler seu livro, ocorreu-me que meus primeiros sintomas haviam ocorrido na época de um evento emocionalmente estressante. Eu já havia sofrido de problemas gastrointestinais durante um período de estresse, de modo que a ideia de que meu problema nas costas poderia ter começado como um distúrbio de somatização fazia algum sentido para mim.

Seguindo o conselho de um amigo que também tinha sido "curado" por seu livro, tentei me tornar mais ativa, apesar da dor. Embora minhas primeiras incursões no aumento da atividade tenham sido aterrorizantes, logo percebi que não faziam minha dor piorar. Também notei que a dor passava de uma perna para outra, apesar de a minha tomografia computadorizada mostrar uma protrusão apenas no lado direito. Essa observação foi muito animadora. Lembro-me do momento em que, depois de andar pelo quarteirão e perceber a dor tanto na perna esquerda quanto na direita, comecei a rir de alegria. Você estava certo! Essa provação toda foi tensão muscular — minha vida não estava realmente arruinada!

Duas semanas após essa percepção, retomei minha vida. Comecei a fazer longas caminhadas e a me sentar normalmente. A dor estava diminuindo pouco a pouco. Percebi que, quando alguém mencionava a palavra *disco* em uma conversa, minha dor aumentava. Tive de reler seu livro várias vezes para manter minha confiança; depois de cada leitura, minha dor diminuía. Evitei contato com meu ortopedista e com pessoas que acreditavam que eu tinha problemas estruturais nas costas, porque ainda era muito hesitante em meu novo entendimento, e o ciclo medo-dor-medo-dor era prontamente reativado só de pensar que você talvez pudesse estar errado.

Quando comecei a me recuperar, eu me consultei com uma fisioterapeuta que achava suas ideias plausíveis e que me ajudou a aumentar minha amplitude de movimento e a reconstruir minha força muscular. Em retrospecto, ela foi muito prestativa em me fazer sentir segura a voltar a me mover.

Durante o ano passado, não restringi minhas atividades físicas. Fiz muitas coisas que deveriam ser terríveis para uma hérnia de disco L5 e dor ciática, como voar para a Tailândia (26 horas sentada em uma poltrona de avião), construir um quarto no porão, esquiar, caminhar, pegar bebês no colo e fazer caminhadas com uma mochila pesada. Eu raramente sinto dor no nervo ciático, e, quando tenho, é leve. Não penso mais nas minhas costas; em vez disso, penso no que pode estar me deixando ansiosa ou tensa. Sinto meu nervo ciático como um termômetro benigno de ansiedade.

Eu sei [...] que você ouviu muitas histórias como a minha. Espero que esta carta possa ser útil para outras pessoas que estão sofrendo com o que, para mim, foi um distúrbio iatrogênico causado pela má compreensão do meu ortopedista sobre o que começou como um problema inofensivo de somatização [...].

Caro doutor Sarno,
Tenho o prazer de oferecer meus comentários sobre seu livro e o efeito dele em mim.

No verão de 1987, enquanto jogava tênis, sofri um "evento" repentino e incapacitante nas costas. Tive alguns probleminhas nas costas quando adolescente, mas não tinha sintomas há mais de vinte anos. (Eu tenho 41 anos agora.) Consegui chegar ao trabalho, mas, quando meu chefe — que tinha (e ainda tem) problemas nas costas, que acabaram o levando à cirurgia — me viu, mandou-me imediatamente para casa e para um médico.

No consultório do médico, o ortopedista tirou um modelo de uma coluna vertebral para me mostrar como os nervos podem ficar presos entre o osso e a cartilagem e criar o espasmo terrível que eu estava sentindo. Aconselhou-me a fazer repouso absoluto por duas semanas e, sem dúvida, a não fazer a viagem de bicicleta que eu planejara para dali dez dias. Imediatamente comecei a suar frio com a perspectiva de perder duas semanas de trabalho e com a aparente seriedade da minha doença, com base naquela longa convalescença.

Bem, realmente fiquei de cama por cinco dias e depois voltei ao trabalho, ainda com dores. Incapaz de ficar sentado por longos períodos, passei algumas horas por dia no chão do escritório, com o telefone ao meu lado. Então, armado com ibuprofeno e metocarbamol — dois remédios que o médico me prescreveu —, fui fazer a viagem de bicicleta. Estranhamente, de fato descobri que minhas costas estavam melhor à medida que a semana passava, apesar do fato de estar sentado em um assento de bicicleta por cinco horas diárias (ahá, pista número 1).

Nos dez meses seguintes, tive outros incidentes menos graves. Cada vez que tive uma dessas ocorrências, calçava meus tênis de corrida, pegava meus equipamentos de tênis e esperava a dor diminuir (o tempo todo visualizando minha medula espinhal sendo serrada ao meio por um disco pressionando as vértebras). Então, na primavera de 1988, coincidindo com uma situação particularmente estressante em minha vida pessoal, sofri uma crise que persistiu por semanas. Mais ou menos na mesma época, um amigo [...] que teve problemas crônicos nas costas por anos, contou-me sobre você. Eu tive dúvidas, para dizer o mínimo [...].

Acho que poderia dizer que os dois percursos de ida e volta [...] para Nova York, tempo que eu demorei para ler o livro, mudaram minha vida. É embaraçoso pensar que sou tão representativo [do que está no livro], mas, por outro lado, é reconfortante saber como sou normal. O livro deixou perfeitamente claro para mim que, embora os espasmos das costas fossem reais, eram uma função de músculos privados de fluxo sanguíneo suficiente [...].

Embora eu ache que a sociedade possa ter expectativas irrealistas e injustas sobre o poder de autocura (como atribuir culpa implícita às vítimas de câncer por sua incapacidade de vencer a doença), estou agora absolutamente convencido de que muito do nosso bem-estar está dentro de nós. Seu livro me mostrou a direção a seguir quando surge um problema.

Caro doutor Sarno,
Seu livro foi literalmente um alívio. A carta anexa a meu médico talvez resuma melhor minha situação [...].
Espero que minha gratidão escrita reflita com precisão o alívio que seu livro deu a mim e a minha esposa. Obrigado.

Caro doutor,
Estou escrevendo ao senhor para contar como progredi desde a última vez que passei em consulta, em novembro. Nesse dia, você analisou os resultados de uma ressonância magnética que eu havia feito. Naquela época, eu estava perto de concordar

com sua recomendação de cirurgia; não tinha melhorado após o repouso absoluto prolongado e, posteriormente, uma ressonância magnética pareceu mostrar uma hérnia de disco.

Depois dessa consulta, tentei um quiroprático, mas ele não me ajudou. A dor na minha perna ora melhorava, ora piorava; não havia padrões definitivos. Então, no Natal, cancelei todos os planos de férias e decidi passar três semanas deitado de costas. Depois de uma semana, porém, eu estava com mais dor que nunca. Francamente, estava muitíssimo preocupado. Quase me resignara em me adaptar a um estilo de vida restrito. Foi assim até que um parente me enviou um livro sobre dor nas costas que eu sinto que você deveria conhecer.

O livro era espetacular, porque, depois de uma descrição detalhada da dor e da semelhança, atribuía minha dor nas costas a um espasmo muscular causado pela tensão. A cura: sair da cama e retomar a vida normal — fazer o sangue circular nos músculos contraídos e relaxar!

A primeira coisa que fiz depois de ler o livro — e lembre-se de que eu estava sentindo uma dor insuportável — foi entrar no carro, descartar o apoio para as costas que eu tinha e dirigir durante quatro horas seguidas. Quando enfim estacionei o carro, não senti dor. Nos três ou quatro dias seguintes, passei quase o dia todo sentado, sem me levantar, e fiz caminhadas rápidas em uma praia de areia. A dor desaparecia cada vez mais. Uma semana e meia depois, joguei raquetebol por uma hora e meia e venci todos os três jogos... E não tive dor alguma.

O diagnóstico de espasmo muscular fazia sentido porque nenhum incidente em particular provocava a dor; ao contrário, ela surgiu quando pedi demissão para entrar na pós-graduação, cuja matrícula nem sequer estava aprovada. Eu estava tentando mudar de área profissional e tinha de me arriscar, ou nunca mais teria a chance. Naquela época, não teria sido uma piada se você me dissesse que eu estava "estressado".

Meu principal objetivo ao escrever este relato é agradecer por seu tempo e sua paciência; mais importante, quero ajudar outras pessoas [...].

Caro doutor Sarno,
Quero agradecê-lo pelo quanto ajudou minha saúde e, portanto, melhorou a qualidade da minha vida [...].

Eu vinha sofrendo com uma grave dor nas costas (tanto superior quanto inferior, inclusive ciática) por sete anos quando liguei para você. Também tinha câimbras intestinais severas regulares; intensas dores agudas no peito; dor nos joelhos, tornozelos, cotovelos, punhos, juntas e em um ombro.

Toda essa dor, especialmente a nas costas, limitava demais minha capacidade de trabalhar e brincar. Eu não conseguia varrer o chão, lavar a louça, pegar bebês (ou qualquer coisa com mais de três quilos, aliás), praticar esportes, etc. Até mesmo escovar o cabelo provocava dor.

Eu tinha sido uma pessoa muito forte e ativa, com grande necessidade de me esforçar fisicamente — o que eu (e todas as outras pessoas) apontava como a causa dos meus problemas nas costas.

Em primeira visita ao meu médico, disseram-me para evitar o máximo de atividade possível, para não fazer nada que provocasse dor — provavelmente seriam muitas coisas.

Segui esse conselho. Nos sete anos seguintes, tornei-me uma "especialista" nas supostas causas e curas da dor nas costas, mas sem sucesso. Fiz catorze sessões de acupuntura, dezessete sessões de quiroprática, dezessete sessões de "balanceamento corporal", treze sessões de *rolfing*,[1] várias sessões de fisioterapia; fiz "bloqueio neurológico com uma unidade de estimulação nervosa elétrica transcutânea"; participei de "aulas de exercício para quem tem as costas fracas"; tornei-me membro de um clube; fiz natação e usei uma *jacuzzi* e uma sauna; recebi muitas massagens, etc. Um médico achou que eu poderia ter "síndrome de

---

1. *Rolfing*, também chamado integração estrutural, é um método criado pela bioquímica americana Ida Rolf (1896-1979) no qual o paciente passa por algumas sessões de manipulação física para realinhamento vertical da pessoa após alterações provocadas pelo campo gravitacional da Terra. (N. T.)

fibromialgia primária" e tentou me fazer tomar L-triptofano e vitamina B6.

Todos esses tratamentos pareciam ajudar um pouco na época, mas continuei sofrendo dores incríveis.

Depois da minha conversa com você, considerei ver um psicoterapeuta, mas decidi tentar seu método sozinha antes. Percebi que não era um grande problema profundo que causava minha tensão; na verdade, qualquer coisa na minha vida diária que eu tivesse aprendido a temer e/ou causasse tensão daria início ao ciclo de dor; mais tensão, mais dor. Se, por exemplo, a causa fosse um conflito psicológico não resolvido, percebi que, na maioria das vezes, eu não tinha de resolvê-lo para que a dor desaparecesse, bastava *saber* que essa era a fonte da minha dor. Mas eu acho que agora tento resolver as coisas mais rápido que antes.

Eu fiquei muito surpresa e feliz com essa capacidade de perceber que um espasmo doloroso era um sinal de que algo devia estar me incomodando (emocional ou mentalmente), para depois dissolver a dor completamente em questão de um minuto ou menos.

Levei quatro meses para ter um bom controle sobre o processo e, em menos de um ano, consegui dizer aos amigos e familiares: "Sim, minhas costas estão finalmente curadas. Eu estou livre da dor!".

Exatamente quando minhas costas se livraram da dor, todas as outras partes do corpo que mencionei antes também o fizeram. Enfim pude voltar a trabalhar e a praticar esportes como não fazia havia sete anos. Que alívio!

Sempre serei grata a você, doutor Sarno, por ter a coragem e a gentileza de fazer o que tem feito por tantos e tantos anos: ajudar as pessoas a se livrar permanentemente de dores incapacitantes.

Obrigada.

Caro doutor John Sarno,
[...] Estou melhorando muito e, agora, levo uma vida ativa normal comparada com a anterior, que era cheia de dor e sofrimento. Eu tento mesmo informar outras pessoas que acho que também se beneficiariam do seu trabalho.

Só quero que saiba que você é muito valorizado por alguém que nunca o conheceu, mas que foi muito influenciado por sua natureza especial.
Mais uma vez, meu sincero agradecimento.

Caro doutor Sarno,
[...] A leitura de seu livro mudou minha vida. Eu tinha dor crônica e tentei muitos métodos de "cura", mas nenhum tinha me ajudado até que li seu livro.

Caro doutor Sarno,
Durante seis meses, ano passado, tive uma dor lombar intensa. Duas semanas depois de aprender sobre sua teoria da TMS, minha dor nas costas desapareceu. Sinto-me extremamente grata a você e quero lhe contar minha história sobre sua influência em mim, mesmo que a distância.

Em julho de 1988, depois da minha corrida matinal, senti minha parte inferior das costas fisgar e uma dor irradiar pela parte de trás da perna esquerda até meu pé. Em 24 horas, minhas costas doíam tanto que fui ao meu quiroprático. Imediatamente comecei a seguir seu plano de tratamento: ficar deitada de costas por alguns dias, enquanto fazia compressa de gelo tantas vezes quanto possível, fazer exercícios leves de alongamento, andar de bicicleta ergométrica usando um apoio lombar e, posteriormente, usar um suporte para as costas. Ele me disse que eu tinha músculos tensos, ligamentos instáveis na área inferior da coluna e, provavelmente, uma pequena lesão no disco. Segui fielmente esse plano de tratamento porque confio e gosto do meu quiroprático e tinha o histórico de tratamentos bem-sucedidos para lesões prévias nos músculos do pescoço e do quadril. Continuei trabalhando, fazendo repouso frequente e pequenas caminhadas regulares.

Infelizmente, a dor não diminuiu. Em vez disso, pareceu piorar pouco a pouco. Durante algumas semanas, nas férias em agosto, senti um alívio suave, mas, quando voltei ao trabalho, a dor estava pior que antes. Acreditei que tinha me machucado, como haviam me dito, então me cuidei com muito carinho: parei de correr, instalei um apoio lombar na minha cadeira do trabalho, tomei cuidado com a maneira como me mexia e, em geral, comecei a restringir minha vida, já que quase tudo o que fazia provocava dor nas costas; eu temia que isso estivesse interferindo no processo de cura.

Em novembro, a dor estava pior. Dei início a uma bateria de exames, com esperança de encontrar alguma explicação. Meu quiroprático achava que não havia algo errado ou alguma coisa séria, mas ficou intrigado com meu caso, pois eu não estava me recuperando. Fiz exames para artrite, radiografia e ressonância magnética, além de um exame neurológico. O único resultado disso tudo foi um conselho do neurologista para que eu tentasse fazer natação — ele não sabia qual era o problema.

Em dezembro, eu sentia tanta dor que mal conseguia me sentar no trabalho e estava tendo dificuldade para me concentrar. Como sou psicoterapeuta, é essencial que eu seja capaz de prestar muita atenção em meus clientes. Com muita agonia, decidi tirar alguns meses de folga para tentar me curar.

A essa altura, eu estava desesperada por alguma solução para o problema. Hesitante, consultei uma vidente. Ela também me disse que eu tinha espasmos musculares nas costas e que ligamentos frouxos estavam impedindo a cura. Ela recomendou a acupressão com um especialista chinês. Depois de cinco ou seis sessões de tratamentos extremamente dolorosos, o médico comentou (por meio de um tradutor) que eu deveria estar melhorando e ficou intrigado. Quando ele ouviu que eu estava usando compressas de gelo e me exercitando, disse: "Ah, não, você deve se manter aquecida, relaxar e fingir que está de férias". Surpreendentemente, depois de relaxar completamente no fim de semana, senti um pouco de alívio.

Assim, na manhã da segunda-feira seguinte, em janeiro de 1989, quando recebi uma carta de um velho amigo da faculdade (que sabia da minha dor nas costas) com a cópia de um artigo da revista *New York*, escrito por Tony Schwartz, sobre o tratamento milagroso para dor nas costas do doutor John Sarno, eu estava pronta para ouvir suas ideias. Passei o dia no telefone conversando com conhecidos desse meu amigo, pessoas que alegavam

a mesma cura milagrosa [...] e telefonei para seu consultório. Fui informada de que poderia vê-lo em cerca de seis semanas e que você me ligaria em duas semanas para marcar uma consulta.
Enquanto esperava, comecei a me tratar. Senti de imediato quão preciso era o diagnóstico da TMS. Consequentemente, era fácil dizer a mim mesma que não havia nada errado, que eu não estava ferida, que a dor era em razão da tensão, e ela desapareceria. Também procurava relaxar as minhas costas usando técnicas de meditação para relaxamento e tentava identificar o conflito oculto. Como eu havia feito anos de psicoterapia, fiquei surpresa ao expressar conflito inconsciente de um modo tão somático. Mas decidi que o conflito tinha a ver com não me defender.

Em duas semanas, a dor desapareceu em situações relaxadas. Em dois meses, eu estava mais ativa que nunca. Se a dor voltasse quando eu ia ao cinema, então ia ao cinema todas as noites durante uma semana e dizia a mim mesma que a dor iria embora. E isso acontecia. Quando você me ligou para marcar uma consulta, eu estava no caminho certo para a cura e decidi que poderia me curar.

Em maio de 1989, descobri o verdadeiro conflito inconsciente que causava a tensão [...] e a dor nas costas. Ficou claro que minha dor nas costas/tensão fazia parte de um grupo de sintomas somáticos ocorridos durante aquele período (distúrbios gastrointestinais, infecções repetidas no trato urinário, ombro congelado) e que foram os primeiros sinais de meu corpo lembrando a tensão e a dor de experiências incestuosas no passado.

Durante o ano passado, tive crises breves e leves de dor nas costas, pois resisto a me recordar dos sentimentos dolorosos do abuso sexual que sofri. Mas sei que todos os sinais de dor nas costas desaparecerão quando tiver curado minhas feridas psicológicas.

Deixe-me repetir como sou grata a você. Suas ideias não apenas forneceram uma estrutura que me permitiu curar minha dor nas costas como também contribuíram para que eu descobrisse o verdadeiro significado por trás dessa tensão e dessa dor. Agora, a cura completa já começou.

Muito obrigada.

ÍNDICE REMISSIVO

Absenteísmo (trabalho), 62
Acidentes, 32-3, 36
Acne, 64, 167
Acupuntura, 92, 128, 179, 182
Ader, Robert, 157-9
Advances in pain research and therapy, 109
Alergias, 163-4. *Ver também* Rinite alérgica
Alexander, Franz, 138-9, 141, 146, 149
Alongamento, 92
American Journal of Psychiatry, The, 104
Analgésicos, 36, 42
Anatomy of an illness: as perceived by the pacient (Norman Cousins), 158
Andar, 41
Anestésico local, 128
Anestésico, 128
Angina, 155
Annals of Surgery, 169
Anomalia congênita, 32, 64
Anomalias estruturais, 25, 43
　diagnósticos, 106, 125
　tratamentos, 129, 131
Anomalias sensoriais, 79-80. *Ver também* Dormência e formigamento; Entorpecimento
Ansiedade
　e TMS, 26, 37-9, 53-4, 67, 69, 75, 88, 93, 101
　em relação à hérnia de disco, 35, 43
　inconsciente, 47, 67, 86, 143
　produzindo raiva, 55-6, 59-62
Anti-inflamatório (medicação), 30, 42, 124, 133, 174
Aposentadoria, 45
Archives of Physical Medicine and Rehabilitation, 156
Aterosclerose, 154-5
Artrite, 31, 182
　da coluna, 116
　reumatoide, 150, 158

Asma, 63-4, 136
Ataques de pânico, 60
Atividade física,
　medo de, 42-3, 67, 70, 86, 89, 91-2, 98, 113, 131-2
　restrições a, 42-3, 67
　retomada de, 89-91
Autocura, 105, 177
Autoestima. *Ver* Baixa autoestima
Azia, 61, 165

Baixa autoestima, 47, 51-3, 55, 144
Baker, Russell, 65
Beecher, Henry K., 130, 169-70
Behaviorismo. *Ver* Condicionamento
Bengtsson, A., 76
Benson, Herbert, 151
Biofeedback, 129
Birra, 60
Bloqueios dos nervos, 128
Boca seca, 66, 145
Brain (publicação), 147
Bursite trocantérica, 31, 122, 168
Bursite, 31, 86, 168
　discussão de, 122

Câimbra nas pernas, 34
Campbell, Joseph, 143
Câncer,
　curas milagrosas, 160-1
　e sistema imunológico, 149, 159, 162
　emoções como fator de, 149, 159
　tratamento placebo, 126-7
Cartas de sofredores de TMS, 171, 183
Cefaleia tensional, 38, 63-4, 75, 103, 124, 145
　descrição, 165
Cérebro, 73-4, 78, 81, 84, 89, 151-2. *Ver também* Mente; Interações entre corpo e mente
Charcot, Jean-Martin, 136
Choques elétricos, 128-9

Ciática, 25, 39, 78, 80, 109, 145, 174-5
 associação com hérnia de disco, 35
 e privação de oxigênio, 29
 Ver também Nervos, ciático
Circulação sanguínea,
 aterosclerose e, 154-5
 aumento, 82, 132-3
 emoções reduzindo, 73, 77, 82-3, 166, 178
Cirurgia, 65, 130-1, 133, 173, 177
Coccidinia, 123
Coen, Stanley, 63
Colares e coletes, 102, 127
 Coletes. Ver Colares e coletes
Colite, 61, 63-4, 75, 138, 145-6
Colligan, Douglas, 150
Cólon espástico, 64, 75, 145
Coluna, 46, 79, 99, 174
 alterações degenerativas, 26, 64, 68
 anomalias estruturais, 108, 117-20
 artrite da, 116
 nervos, 28-9
 preocupação médica com, 23-5
 tração cervical para, 131
 Ver também Dor nas costas
Competitividade, 52, 70
Compreensão, 73, 88, 150
Compressa de gelo, 132
Compressa quente, 132
Compulsividade, 34, 48, 52, 59, 88, 116, 143, 152
Conceito físico-químico de patologia, 138-40
Condicionamento, 40-2, 46, 91, 104
Condromalácia, 31, 120
Consciência, 48-9, 53, 144
Conscientização, 52-3, 153-4
Constipação, 145, 165
Coração. Ver Aterosclerose; Sistema cardiovascular; Doença arterial coronariana
Corrida, 77, 91, 102
Cotovelo de tenista, 30
Cousins, Norman, 158
Creighton, James, 160
Cura,
 capacidade biológica, 33
 e mente, 168
Curandeiros, 167-8

Defesas físicas e emoções reprimidas, 63, 66-8, 84, 89-90, 104, 146-7
Deficiência muscular, 32
Demerol, 128
Descartes, René, 136, 138, 140
Desinformação, 107
Diabetes, 124, 150, 158
Diagnóstico de condições psicofisiológicas, 66
 rejeição de, 70-1, 97-8
 tradicional, 106, 125
Dinâmica familiar, 55, 58, 60, 62
Disco herniado. Ver herniado, disco
Disfunção temporomandibular (DTM), 124
Distúrbios da pele, 64, 145, 167
Distúrbios urinários, 64, 66, 145, 162
"Do herniated discs produce pain?", 109
Curvar o corpo, 46
Doença arterial coronariana, 50, 151, 153
Doenças autoimunes, 150, 158-9
Doenças infecciosas, 162-3
Dor
 características do início da crise, 34-40, 42, 44
 clínicas de, 105
 como distração das emoções. Ver Dor; ganho secundário
 como sintoma, 134
 condicionado a pensar em, 40, 42-3, 103-5
 crises recorrentes, 42, 43, 93
 crônica, 44, 57, 103-4, 134-5
 descrições, 28-9
 diagnósticos tradicionais, 106, 125
 dor de cabeça, 165-7
 e tratamento da TMS, 92, 97-8, 103, 180
 emocional, 26-7, 55-6, 58-9
 emoções bloqueando a, 169
 equívoco de causas, 23-5, 32-4, 106-25
 estopins para, 33, 36
 foco em, 44, 57, 67
 ganho secundário, 57, 63-4, 67-8, 84-7, 90, 92, 104-5, 146-7
 histérica, 147-8
 induzida psicologicamente, 56-8, 147-8

mudança de localização, 31-2, 103.
Ver também Equivalência, princípio de
noite, 41
pesquisas na Segunda Guerra Mundial, 169
pontos sensíveis, 78-80
provocando medo de atividade física, 67
relação com lesão, 23-5, 32-4, 63
Síndromes, 24-5, 28, 66, 67, 132
tratamentos para aliviar, 128-9
tratamentos tradicionais, 126-35
Ver também Síndrome de tensão mioneural; áreas e tipos específicos
Dor crônica, 43, 57, 104
tratamento de, 134-5
Dor induzida psicologicamente. Ver Interações corpo e mente
Dor miofascial. Ver Fibromialgia
Dor na mandíbula, 124
Dor nas costas, 28, 65, 102-3, 108, 145
atribuição a ferimento físico, 33-4, 90
causa emocional, 27-8, 35, 55-7, 59, 63
crise aguda, 34-6
desinformação, 107
diagnóstico estrutural, 108, 125
diagnósticos tradicionais, 106-25
e diagnóstico da TMS, 44-6, 62, 90-1, 97-8, 171-3, 173-5, 178-80
e sentimentos de vulnerabilidade, 23-4, 69-0, 106
estimulando medo, 69-0
personalidade maquiada, 51-3
reação do início atrasado, 37-9
tratamentos tradicionais, 126-133
Dor nas nádegas, 28-9, 34, 45, 103, 111, 123
Dor nas pernas, 28-0, 44-5, 110. Ver também Ciática
Dor nos braços, 29, 44-5, 58
Dor nos cotovelos, 30-1, 123
Dor nos joelhos, 31, 45, 120, 123
Dor nos ombros, 27, 29, 44, 58, 64-6, 98, 103-4, 123-4
diagnósticos comuns, 31, 106
"ombro congelado", 115-6
Ver também Bursite
Dor no pé e no tornozelo, 31, 123
Dor no peito, 29

Dor no pescoço, 27, 29, 45, 58, 62, 64-6, 98, 103, 107, 124
Dor no pulso, 31, 122
Dor no quadril. Ver Bursite
Dor noturna, 41
Dor regional psicogênica, 148
Dores de cabeça,
mente e, 64, 165-7
Ver também Cefaleia; Cefaleia tensional; Enxaqueca
Dores de crescimento, 25-6
Dormência e formigamento, 28-9, 35, 44, 74, 78-0, 115. Ver também Entorpecimento

Eczema, 64, 145, 167
Eddy, Mary Baker, 161
Efeito placebo, 82, 92, 101, 126-33, 167-68
Emoções reprimidas, 37-40
conceito freudiano de, 137, 144
defesas físicas contra, 63-6, 67-8, 84-9, 90, 104, 146-7
definição, 48
discussão de, 60-2
e dor regional psicogênica, 147-8
e redução do fluxo sanguíneo, 73-4, 75-7, 82, 166-7, 177
e tratamento para TMS, 88, 92, 105, 135
psicoterapia para, 96
relacionamentos pessoais e, 55-8, 59, 62
tensão gerada por, 47-8, 54, 70
Ver também Interações corpo e mente; Dor, ganho secundário; Mente inconsciente
Emoções,
bloqueando dor, 169
doloridas, 46, 86-7, 138
e câncer, 149, 160-2
e distúrbios cardiovasculares, 151-6
e distúrbios físicos, 24-5, 45, 64, 92, 138-9, 146-7, 148-9
e dor de cabeça, 165-7
e sistema gastrointestinal, 164-5
e sistema imunológico, 157-0
inaceitáveis, 46-7, 51-2, 84, 94, 147, 156
Ver também Interações corpo e mente; Emoções reprimidas; Sentimentos específicos
Encontros de grupo, 93-5

Endurecimento das artérias. *Ver* Aterosclerose
Entorpecimento. *Ver também* Dormência e formigamento
Entorse e luxação, 125
Enxaqueca, 63, 64, 75, 103, 144-6
    fisiologia de, 165-7
Equivalência, princípio de, 32, 64-5, 103, 145-6, 152, 163
Esclerose múltipla, 158
Escoliose, 119-20
Espasmo 34-6, 39, 77, 80, 94, 178, 182
Espinha bífida oculta, 117
Espondilite anquilosante, 158
Espondilolistese, 117-9
Espondilose, 117
Esporões ósseos, 114, 121
Esporões. *Ver* Esporões ósseos
Esportes, 32, 36
Estenose espinhal, 113-4
Esteroides, 123, 124, 133
Estimulação nervosa transcutânea, 128-9
Estresse, 37-8, 40, 144, 162
    exemplos de, 48-9
    relacionado à hipertensão e ao trabalho, 151-2
Estudos sobre a dor na Segunda Guerra Mundial, 169
Exames de eletromiografia (EMG), 28
Exercício, 75, 91-2, 102-3, 129, 132-3, 181

Fascite plantar, 123
Fassbender, H. G., 75
Fibromialgia, 64, 76-8, 125, 180
    discussão sobre, 121-2
    ligação com prolapso da válvula mitral, 155
Fibrosite. *Ver* Fibromialgia
Ficar parado, 41, 46
Fisicofobia. *Ver* Atividade física, medo de
Fisiologia química. *Ver* Conceito físico-químico da patologia
Fisioterapia, 82-3, 132-3, 175
    interromper, 91-2, 102
Fobia de germes, 87
Franklin, Benjamin, 170
Fraqueza, membro, 28, 46, 74
Freud, Sigmund, 51, 61, 136-9, 142, 144, 147
Freud: a life for our time (Peter Gay), 61
Friedman, Meyer, 49, 152, 154
Fúria, 64, 68, 135, 138, 144

Gatos, 164
Gay, Peter, 61
Gaylin, Willard, 144
Getting weel again (O. Carl Simonton, Stephanie Matthews-Simonton e James Creighton), 160-1
Gilbert, Martin, 169

Hall, Stephen S., 151
Healer within, The (Steven Locke e Douglas Colligan), 150
Hérnia de disco,
    discussão de, 108-13
    dor atribuída a, 29-0, 35, 39, 43, 61
    e programa bem-sucedido da TMS, 97
    tratamentos tradicionais para, 127, 129, 132-3, 173-5, 178
Hérnia de hiato, 64, 165
Hipertensão, 138, 151-4
Hipnose, 104-5, 136
Hipócrates, 136
Histeria, 137, 147-8
Holmes, doutor, 77
Horney, Karen, 77
Hospitalização, 42
Hostilidade, 152

Idade e TMS, 25-7
Imperativos comportamentais, 88-9, 134-5, 157
Inabilidade como defesa psicológica, 67
Infância,
    abuso e TMS, 64, 67, 95-6, 134-5, 183
    elementos em inconsciente adulto, 143-4
    manifestações da TMS em, 25-6
    ressentimentos e TMS, 61-2
Infecções geniturinárias, 66, 162
Infecções respiratórias, 66
Inflamação, 124-5
    tratamentos para, 133
Institute for Psychoanalysis (Chicago, Estados Unidos), 138
Interações corpo e mente, 66-71, 136-70
    alergia, 163-4
    como mecanismo de defesa, 66-71
    conceito físico-químico de patologia, 139-40
    diagnóstico, 66
    dor induzida psicologicamente, 147-8

e câncer, 160-2
e distúrbios sérios, 148-9
e doenças infecciosas, 162-3
e dor de cabeça, 165-7
e dor nas costas, 26-7, 34-5, 55-8, 64
e pele, 167
e sistema cardiovascular, 151-6
e sistema gastrointestinal, 164-5
e sistema imunológico, 157-60
efeito placebo, 167-8
falta de entendimento sobre, 73
hipóteses sobre, 141-9
natureza de, 142-9
princípio de equivalência, 145-6
problemas de médicos com, 25, 71, 136, 141
situação da pesquisa, 140-1, 150-1
teoria unificada de, 147-8
Ver também Síndrome de tensão mioneural
Isquemia, 74

JAMA: Journal of the American Medical Association, 118, 151

Kirkaldy-Wallis, doutor, 71
Klopfer, Bruno, 127
Krebiozen, 127

Lancet, The, 140, 154
Laringite, 66, 145
Lesão do manguito rotador, 31
Levantamento de peso, 32, 41, 46
"Life situations, emotions and backache", 77
Ligação entre lesão e dor, 23-4, 32-3, 63, 90
Ligamentos. Ver Tendões e ligamentos
Locke, Steven, 150, 162
Love, medicine, and miracles (Bernie Siegel), 161
"Lumbar spine: an orthopedic challenge, The", 109
Lund, N., 76
Lúpus eritematoso, 158

Magora, A., 118
Manipulação, 92, 129. Ver também Quiroprática
Maroons, 168
Massagem, 75, 92, 132-3
Matthews-Simonton, Stephanie, 160

Mayo Clinic, 129
Mecanismo de defesa, 62-4, 84, 88, 137, 146-7
Medicamentos. Ver Remédios
Medicina psicossomática. Ver Interações corpo e mente
Medo, 46, 63-4, 88, 173-4
de atividade física, 42-3, 67-8, 86, 89-1, 92, 98, 113, 131-2
e repressão emocional, 60
papel na TMS, 67-70, 83, 106-7
perdendo o, 91
resposta fisiológica ao, 73
Ver também Ansiedade
Mente,
estrutura emocional de, 141-4
Ver também Emoções; Mente consciente; Mente inconsciente
Mente consciente, 49-50, 84-5, 88
Mente inconsciente, 100, 116
características, 50-62
conceito freudiano de, 136-7
e tratamento da TMS, 88-9, 92, 95, 98-9, 101
elementos infantis, 143
Ver também Interações corpo e mente; Emoções reprimidas
Mente subconsciente. Ver Emoções reprimidas; Mente inconsciente
Millay, Edna St. Vincent, 88
Miller, Neal, 151-2
Mind as healer, mind as slayer (Kenneth Pelletier), 160
"Mind fights back, The", 162-3
Miofascite. Ver Fibromialgia
Miofibrosite. Ver Fibromialgia
Miosite. Ver Síndrome de tensão mioneural
Mononeuropatia múltipla, 124
Morfina, 128
"Muscle tissue oxygen pressure in primary fibromyalgia", 76
Músculos
envolvimento da TMS, 27-8, 34-5, 108, 114
espasmo, 34-5, 38, 77, 178, 182
excesso de esforço em não utilizados, 103
fortalecimento, 131-2
impacto de privação de oxigênio em, 29, 75-7

sensibilidade em, 27-8
técnica de relaxamento, 129
tensão, 175
Ver também músculos específicos
Músculos e nervos lombares, 27-8, 34, 79
Músculos glúteos. Ver Dor na nádega
Músculos posturais, 27-30, 107
Nachemson, Alf, 109
Narcisismo, 54, 57, 143
National Institutes of Health, 14
National Institutes of Mental Health, 150
Natural History (publicação), 167
Nervo comprimido, 29, 114-6
Nervos
    ciáticos, 28, 30, 79-80, 110-35, 147
    e privação de oxigênio, 29, 78-80
    envolvimento da TMS, 28-30, 78-80, 123
    espinhais, 28-9
    Ver também Sistema nervoso autônomo; Nervo comprimido
Nervos motores, 79, 81
Nervos periféricos, 28
Nervos sensoriais, 29, 79-80, 147
Neurite, 123
Neuroma, 123
Neurose de compulsão, 87
Neurose vegetativa 138
Neuroticismo, 61, 95, 138-9
New England Journal of Medicine, The, 72, 140
New York (revista), 97, 182
New York Times Magazine, The, 65

Obsessão com o trabalho, 49, 52, 144
Obsessão, 49, 58, 67, 152
Ornish, Dean, 154
Osteoartrite, quadril, 120

"Pain in men wounded in battle", 169
Palpitação cardíaca, 155-6
Patologia do tecido mole, 64, 121-2
Pavlov, Ivan, 40, 105, 157
Peale, Norman Vincent, 161
Peanuts, 90
Pelletier, Kenneth, 160-2
Perfeccionismo, 34, 37, 49, 53, 59, 88, 94, 143, 152
Personalidade tipo A, 49-50, 152-54
Personalidade, 50-1, 53, 142-4, 151-54

Ver também Características específicas, por exemplo, Perfeccionismo
Pert, Candace, 150
Pesadelos, 26, 38
Pesquisas de acompanhamento, 96-100
    Ver também Cartas de pacientes com TMS
Plexo braquial, 115
Pontos sensíveis, 78
Pré-consciência, 51
Pressão alta. Ver Hipertensão
Privação de oxigênio, 34, 92
    consequências de, 77-80
    fibromialgia e, 121-2, 125
    TMS e, 29, 74-80, 82, 132
Processo degenerativo, 32, 64
Programação. Ver Condicionamento
Prolapso da válvula mitral, 155
Prostatite, 64, 66, 145
Psicologia
    comportamental, 88-9, 134
    da TMS, 25, 33-4, 47-72, 83, 145
Psiconeuroimunologia, 150
Psicoterapia, 52, 112, 155, 180, 183
    e distúrbios emocionais graves, 148
    para portadores de fibromialgia, 121-2
    para portadores de TMS, 67-8, 72, 83, 87, 95-6, 135, 153-4
    rejeição pública de, 70, 96
Psique. Ver Mente
Psiquiatras biológicos, 139
Psiquiatria
    biológica, 71, 139
    freudiana, 136-7
Psoríase, 64, 167
"Psychogenic regional pain alias hysterical pain", 147
Psychosomatic Medicine (publicação), 77, 138-9, 141
Puziss, Norma, 100

Quimopapaína, 131
Quiroprática, 172, 174, 178-9, 181-2. Ver também Manipulação

Radiação de ondas curtas, 132
Radiação ultrassônica, 132
Radiação, 132

Rage within: anger in modern life, The (Willard Gaylin), 144
Raineh (curandeiro), 168
Raiva, 101, 138
   e doença arterial coronariana, 153-4
   enxaqueca e, 165-67
   narcisismo e, 55, 60
   reprimida, 48, 55-8, 60-2, 64, 92, 99, 144, 146, 166-7
   TMS e, 37-40. 53, 63-4, 67-9, 88, 92-3, 95
   Ver também Fúria
Reação "bater ou correr", 73
Relações pessoais, 55-9, 61-2, 172
Relaxamento, 38, 129, 151
Remédios
   analgésicos, 36, 42, 128, 134
   anti-inflamatórios, 30, 42, 124, 133, 174
   esteroides, 123-4, 133
   para úlcera, 24, 65, 165
   psicotrópicos, 71, 139
Repouso, 30, 127
   repouso absoluto 36, 42, 44, 89, 174, 176, 178, 181
   repouso absoluto como tratamento convencional, 127
Reprovação, 61
Resfriados, 162
Responsabilidade, senso de, 26, 37, 48, 52, 55-9, 62, 144
Ressentimento, 55-7, 59, 62, 94
Ressonância magnética, 39, 43, 93, 109, 111, 177, 182
Restrição de atividade. *Ver* Repouso absoluto; Repouso
Rinite alérgica, 19, 50, 64, 66
Rosenman, Ray, 49, 152, 154
Rosomoff, Hubert, 109, 131
Rusk Institute of Rehabilitation Medicine, The, 83

Sargent, Morgan, 72
Scandinavian Journal of Rehabilitation Medicine, 118-9
Scandinavian Journal of Rheumatology, 76
Schnall, Peter L., 151
Schulz, Charles M., 90
Schwartz, A., 118
Schwartz, Tony, 97, 182
Science (revista), 159

Second World War: a complete history, The (Martin Gilbert), 169
Selye, Hans, 48
Sensação de formigamento. *Ver* Dormência e formigamento
Sentar, 40-1, 46, 90, 171
Sentimentos de inferioridade. *Ver* Baixa autoestima
Sentimentos. *Ver* Emoções
Siegel, Bernie, 97, 161-2
Simonton, O. Carl, 160-2
Síndrome de tensão mioneural (TMS)
   características do início da crise, 34-40, 42-3
   cartas de pacientes, 171, 183
   como processo regional, 28
   condicionamento e, 40-2
   definição, 25
   diagnóstico estrutural *versus*, 108-25
   e histórico de distúrbios relacionados à tensão, 62
   e tratamentos, tradicionais, 126-35
   equivalentes de, 32, 64-5, 103, 121-2, 125, 145-6, 152, 163-4
   etiologia de, 76
   fisiologia de, 73-81
   incidência pelo mundo, 71-2
   incidência, 25-7, 71-2
   medo e, 67-70, 84, 106-7
   padrões comuns, 32, 42, 46, 113
   privação de oxigênio e, 29, 74, 80, 82, 92, 132
   psicologia de, 24, 33-4, 47, 72, 83, 143-4
   psicoterapia para, 95-6
   recorrência, 104
   recuperação, 52, 82, 91, 96, 100
   regiões de manifestação, 26-32, 64-66, 84, 103-4
   rejeição do diagnóstico, 70-1, 98
   restrições físicas, 89-90
   tratamento, 82-105
   Ver também Interações corpo e mente
Síndrome das férias ou do fim de semana, 38-9
Síndrome do chicote, 36
Síndrome do intestino irritável, 64, 165
Síndrome do túnel do carpo, 31
Síndrome facetária, 116
Síndromes dolorosas, 24-5, 28, 66-7, 132

Sinel, Michael, 97
Sintomas histéricos de conversão, 138
Sistema cardiovascular, 151-56
Sistema gastrointestinal, 61, 145-6, 156, 164-5, 174
  Ver também Condições específicas
Sistema imunológico,
  e alergias, 163-4
  e câncer, 160-2
  e doenças infecciosas, 162-3
  e emoções reprimidas, 66
  e mente, 66, 157-60
  exclusão de TMS de, 150-51
Sistema nervoso autônomo, 73-5, 146-7, 150, 155, 165
Sistema vascular. Ver Sistema cardiovascular
Skinner, B. F., 104
Smithsonian (publicação), 151
Sonhos, 50, 62. Ver também Pesadelos
Spine (publicação), 109
Splithoff, C. A., 118
Squires, Sally, 162-3
Supercompensação, 51-2
Supereu, 142
"Surgery as a placebo", 130

Taquicardia paroxística supraventricular (TPSV), 155
Taquicardia. Ver Palpitação cardíaca
Tenalgia, 30-2, 80, 119, 121
  discussão sobre, 122-3
Tendinite. Ver Tenalgia
Tendões e ligamentos, 30-2, 80
Tensão, 59, 63, 74, 179
  e emoções reprimidas, 47-8, 59, 69
  e síndrome dolorosa, 23-4, 52-3, 66
Terapia do conhecimento, 83-4, 164
Teste de elevação da perna reta, 29, 113
Thorborg, P., 76
Tomografia computadorizada, 43, 93, 96, 109-12, 174-5
Tontura, 145
Tornozelo. Ver Dor no pé e tornozelo
Tração cervical, 131
Tração, 127-8, 131-2
Tratamento sintomático, 24
Tratamento (TMS), 82-105
  como programa educacional, 93
  conceitos terapêuticos, 84-7
  dúvidas sobre, 101-5
  encontros de grupo, 93-5
  estratégias, 88-93
  história inicial, 82-4
  pesquisas de acompanhamento, 96-100
  psicoterapia, 95-6
Tratamentos cardíacos, 75-6, 91-2, 132-3
Tratamentos (tradicionais), 126-35
  e dor crônica, 134-5
  efeito placebo, 126-7
  interrompidos, 91-2
  para aliviar a dor, 128-9
  para aumentar a circulação sanguínea na área, 132-3
  para combater inflamações, 133
  para corrigir anormalidades estruturais, 129-31
  para fortalecer músculos, 131-2
  relaxamento, 129
  repouso, 127-8
Type A behavior and your heart (Meyer Friedman e Ray Rosenman), 49, 152

Úlceras gástricas, 24, 64-6, 75, 137-8, 145, 165
Úlceras,
  e remédios, 65, 165
  emoções e, 164-5
  estomacais, 61, 63, 65, 104
  gástricas, 24, 64-6, 75, 136, 138, 145, 165
"Under the power of the Gran Gadu", 167
Urticária, 64

Verrugas, 167
Vértebra de transição lombossacra, 117
Vértebra. Ver Coluna

Walters, Allan, 147
Washington Post Health Journal, 162
Wegner, K., 75
Whiton, Louis C., 167
Wolff, doutor, 77

Zumbido no ouvido, 64, 145

Este livro foi impresso pela Viena Gráfica e Editora
em fonte Minion Pro sobre papel Polén Bold 70 g/m²
para a Cienbook na primavera de 2019.